中华国学经典普及本

金匮要略

〔东汉〕张仲景 著
焦亮 译

中国书店

图书在版编目（CIP）数据

金匮要略/（东汉）张仲景著；焦亮译.--北京：中国书店，2024.10.--（中华国学经典普及本）.（2024.11重印）
ISBN 978-7-5149-3466-3

Ⅰ．R222.3

中国国家版本馆 CIP 数据核字第 2024SL5334 号

金匮要略

〔东汉〕张仲景 著　焦亮 译

责任编辑：卢玉珊

出版发行：	中国书店
地　　址：	北京市西城区琉璃厂东街 115 号
邮　　编：	100050
电　　话：	（010）63013700（总编室）
	（010）63013567（发行部）
印　　刷：	三河市嘉科万达彩色印刷有限公司
开　　本：	880 mm × 1230 mm　1/32
版　　次：	2024 年 11 月第 1 版第 2 次印刷
字　　数：	130 千
印　　张：	7
书　　号：	ISBN 978-7-5149-3466-3
定　　价：	55.00 元

"中华国学经典普及本"编委会

顾　问（排名不分先后）

王守常（北京大学哲学系教授，中国文化书院原院长）

李中华（北京大学哲学系教授、博导，中国文化书院原副院长）

李春青（北京师范大学文学院教授、博导）

过常宝（北京师范大学文学院原院长、教授、博导，河北大学副校长）

李　山（北京师范大学文学院教授、博导）

梁　涛（中国人民大学国学院副院长、教授、博导）

王　颂（北京大学哲学系教授、博导，北京大学佛教研究中心主任）

编写组成员（排名不分先后）

赵　新	王耀田	魏庆岷	宿春礼	于海英
齐艳杰	姜　波	焦　亮	申　楠	王　杰
白雯婷	吕凯丽	宿　磊	王光波	田爱群
何瑞欣	廖春红	史慧莉	胡乃波	曹柏光
田　恬	李锋敏	王毅龄	钱红福	梁剑威
崔明礼	宿春君	李统文		

前言

《金匮要略》是我国东汉著名医学家张仲景所著《伤寒杂病论》中的杂病部分，是一部论述内科杂病的中医临床专著。《伤寒杂病论》撰于公元3世纪初，后于战乱中散失，直到西晋王叔和广泛搜集，才寻到《伤寒论》10卷，未找到杂病部分。北宋仁宗时一位名为王洙的翰林学士在馆阁残书中发现一本《金匮玉函要略方》，经考证正是《伤寒杂病论》的节略本，后经孙奇、林亿等人重新整理编校而成。

作者张仲景（约150~154—约215~219），名机，字仲景，南阳涅阳县（今河南省邓州市）人，东汉末年著名医学家，被后人尊称为医圣。他在医学著作《伤寒杂病论》中确立的辨证论治原则，已经成为中医临床的基本原则。

《金匮要略》共3卷25篇，首篇整体上论述脏腑经络的病理和脉证，第2篇至22篇集中论述各种杂病的病症、脉象以及诊治方法，重点论述内科病症40余种，还有专篇对外科、伤科、妇科等展开论述，关于饮食卫生、禁忌和食物中毒也有涉及。

《金匮要略》对我国东汉之前丰富的诊疗经验去粗取精，将体虚感受风邪，从经络进入脏腑列为发病的首要原因，强调诊脉时以脏腑经络为辨证重点，并且结合营卫气血、阴阳五行等理论展开论述，依照《黄帝内经》中的"上工治未病"原则，针对诸多疾病提出预防和养生建议。该书记载的温熨、烙法、洗浴法、药摩等外治法，对临床治疗学来说有着不可磨灭的影响力。《金匮要略》中收录方剂262个，其方剂因精练严密被后世誉为"众方之祖"，其中不少仍被广泛应用于现代临床之中。

本书参考多个古本和中医典籍编纂而成，不但最大程度保留了《金匮要略》原文的精髓，还对每篇做出题解，方便读者查找翻阅。对于一些文义相对艰涩的论述部分，在保证医理无误的前提下，做出通俗易懂的白话解读，希望更多的中医爱好者可以从中吸收知识，领略到中医文化的精妙和神奇。

金匮要略方论序

张仲景为《伤寒杂病论》合十六卷，今世但传《伤寒论》十卷，杂病未见其书，或于诸家方中载其一二矣。翰林学士王洙在馆阁日，于蠹简中得仲景《金匮玉函要略方》三卷：上则辨伤寒，中则论杂病，下则载其方，并疗妇人，乃录而传之士流，才数家耳。尝以对方证对者，施之于人，其效若神。然而或有证而无方，或有方而无证，救疾治病其有未备。国家诏儒臣校正医书，臣奇先校定《伤寒论》，次校定《金匮玉函经》，今又校成此书，仍以逐方次丁证候之下，使仓卒之际，便于检用也。又采散在诸家之方，附于逐篇之末，以广其法。以其伤寒文多节略，故断自杂病以下，终于饮食禁忌，凡二十五篇，除重复合二百六十二方，勒成上、中、下三卷，依旧名曰《金匮方论》。臣奇尝读《魏志·华佗传》云：出书一卷，曰"此书可以活人"。每观华佗凡所疗病，多尚奇怪，不合圣人之经。臣奇谓活人者，必仲景之书也。大哉！炎农圣法，属我盛旦，恭惟主上丕承大统,抚育元元,颁行方书,拯济疾苦,使和气盈溢,而万物莫不尽和矣。

太子右赞善大夫臣高保衡、尚书都官员外郎臣孙奇、尚书司封郎中充秘阁校理臣林亿等传上。

目录

卷上

脏腑经络先后病脉证第一 / 001

痉湿暍病脉证第二 / 012

百合狐惑阴阳毒病证治第三 / 024

疟病脉证并治第四 / 033

中风历节病脉证并治第五 / 036

血痹虚劳病脉证并治第六 / 043

肺痿肺痈咳嗽上气病脉证治第七 / 052

奔豚气病脉证治第八 / 061

胸痹心痛短气病脉证治第九 / 063

腹满寒疝宿食病脉证治第十 / 068

卷中

五脏风寒积聚病脉证并治第十一 / 080

痰饮咳嗽病脉证并治第十二 / 088

消渴小便不利淋病脉证并治第十三 / 105

水气病脉证并治第十四 / 110

黄疸病脉证并治第十五 / 128

惊悸吐衄下血胸满瘀血病脉证治第十六 / 137

呕吐哕下利病脉证治第十七 / 143

疮痈肠痈浸淫病脉证并治第十八 / 162

趺蹶手指臂肿转筋阴狐疝蛔虫病脉证治第十九 / 166

卷下

妇人妊娠病脉证并治第二十 / 171

妇人产后病脉证治第二十一 / 177

妇人杂病脉证并治第二十二 / 183

杂疗方第二十三 / 195

禽兽鱼虫禁忌并治第二十四 / 200

果实菜谷禁忌并治第二十五 / 207

卷上

脏腑经络先后病脉证第一
（论十三条　脉证二条）

此篇专门论述脏腑经络先后发病的病理及转变规律，兼顾人体各脏腑发病的脉象症候，脉络总括全书。

问曰：上工治未病，何也？师曰：夫治未病者，见肝之病，知肝传脾，当先实脾，四季脾王不受邪，即勿补之。中工不晓相传，见肝之病，不解实脾，惟治肝也。

【译文】

有人问道："技术高超的医生治病，往往治疗尚未发病的脏腑，这是什么意思呢？"老师回答道："治疗尚未发病的脏腑，以防止疾病蔓延。以肝脏病的诊断为例，临床上见到肝病患者，知道肝病可以传到脾脏，就要在治疗时首先调补脾脏。但如果一年四季脾气都旺盛，就不需要调补脾脏。一般的医生不了解疾病相传的规律，见到肝病不懂得实脾的意义，就只知道治肝。"

夫肝之病，补用酸，助用焦苦，益用甘味之药调之。酸入肝，焦苦入心，甘入脾。脾能伤肾，肾气微弱，则水不行；水不行，则心火气盛则伤肺；肺被伤，则金气不行；金气不行，则肝气盛，则肝自愈。此治肝补脾之要妙也。肝虚则用此法，实则不在用之。

【译文】

对于肝病的治疗，应当用酸味的药物予以补益，用焦苦的药物辅助，再用甘味的药物予以调和。五味之中，酸味入肝经，焦苦味入心经，甘味入脾经。脾气旺盛就能制约肾气，肾气虚弱，体内水气代谢就会失常，水气不畅，心火就会旺盛，转而伤害肺脏，肺气则因此虚弱，无法制约肝脏，肝气就会旺盛，如此肝病就能自行痊愈。这就是治肝补脾的奥妙所在。治疗肝的虚证时用此法，实证就不适用了。

经曰：虚虚实实，补不足，损有余，是其义也。余藏准此。

【译文】

《内经》上说："不要伤害正气虚弱的脏腑，也不要补益邪气旺盛的脏腑。应当用补法治疗虚弱的脏腑，用泻法治疗邪气旺盛的脏腑。"这就是《内经》的含义。其他脏腑在治疗时都可以仿照此种方法。

夫人禀五常，因风气而生长，风气虽能生万物，亦能害万物。如水能浮舟，亦能覆舟。若五脏元贞通畅，人即安和，客气邪风，中人多死。千般疢难，不越三条：一者，经络受邪，入脏腑为内所因也；二者，四肢九窍，血脉相传，壅塞不通，为外皮肤所中也；三者，房室金刃，虫兽所伤，以凡详之，病由都尽。

【译文】

人的身体禀受自然界的木、火、土、金、水五行之气，凭靠自然界的气候生长发育。自然界中的气候虽然能化生万物，但也能伤害万物，如同水能承载船只，也可倾覆船只。只要五脏内元真之气充实，人体就会保持安康平和。如果身体受到邪气的伤害，就会让人生病，甚至让人死亡。所有疾病的致病原因和途径，总结起来无非三方面：一是经络先感受到邪气，由此转入脏腑引起疾病，这是外邪侵入体内的原因；二是外邪让四肢、九窍的血脉凝结不通而引起疾病，这是外邪侵入皮肤的原因；三是男女房事不节制，或受到刀斧利刃、动物的伤害等原因。用上述方法对病因进行归纳，则病因都可以囊括其中。

若人能养慎，不令邪风干忤经络，适中经络，未流传脏腑，即医治之，四肢才觉重滞，即导引、吐纳、针灸、膏摩，勿令九窍闭塞。更能无犯王法，禽兽灾伤，房室勿令竭之，服食节其冷、热、苦、酸、辛、甘，不遗形体有衰，病则无由入其腠理。腠者，是三焦通会元贞之处，为血气所注；理者，是皮肤脏腑之文理也。

【译文】

如果平日能够谨慎养护体内正气，不让外邪侵入人体的经络，就能保持身体的健康。如果不慎感染外邪，就应当在外邪刚刚侵入经络，尚未到达脏腑的时候，及时予以治疗；当四肢刚刚感到沉重、动作迟缓的时候，立刻采用导引、吐纳、针灸、膏摩等方法，就不会让九窍闭塞不通；更要注意不要触犯国家的法令法规，以免受刑罚之苦。还要避免禽兽和自然灾害的伤害。生活上要注意房事有节，不要过分疲乏；衣服要随着季节增减，饮食上要注重冷热适度、五味调和，不让身体虚乏劳损。如果能做到这些并时刻不忘记形体正气的衰弱，那么病邪就没有机会侵入腠理。腠指的是人体三焦运行和通会元真之气的地方，为血气所灌注；理是人体皮肤外部和脏腑表面的纹理。

问曰：病人有气色见于面部，愿闻其说。师曰：鼻头色青，腹中痛，苦冷者死—云：腹中冷，苦痛者死。鼻头色微黑者，有水气；色黄者，胸上有寒；色白者，亡血也。设微赤非时者死。其目正圆者痓，不治。又色青为痛，色黑为劳，色赤为风，色黄者便难，色鲜明有留饮。

【译文】

有人问道："病人的某些气色表现在面部，我想知道其中的缘由。"老师回答："鼻头呈现青色，腹中疼痛，如果极度怕冷就是危重的病证；鼻头颜色变黑，说明体内有水气停留；面部发黄，说明胸中有寒饮留存；面色苍白，则为失血所致；失血过多的病人，如果脸色微微发红仿佛化了妆一般，又不是正当严热的夏季，多为虚阳浮越的危重病证；如果病人两眼圆睁直视，转动不灵活，就是严重的痉病，是难治之症。面色发青的一般是痛证，面色发黑的多半属于虚劳，面色红赤多为风热，面色发黄多有排便困难，面部浮肿而颜色鲜明光亮的，体内有水饮停滞。"

师曰：病人语声寂然，喜惊呼者，骨节间病；语声喑喑然不彻者，心膈间病；语声啾啾然细而长者，头中病一作痛。

【译文】

老师说："病人说话时声音小而轻，但有时突然惊叫，多属于骨关节疼痛的病证；说话声音低沉不清澈，多是因为痰湿在胸膈之间堵塞；说话声音很小，尖细不断的，多因头痛所致。"

师曰：息摇肩者，心中坚；息引胸中上气者咳；息张口短气者，肺痿唾沫。

【译文】

老师说："病人呼吸时双肩随之摇摆耸动，是因为邪气阻塞在胸间,呼吸时会让肺气上升而不降,就会引发咳嗽;病人张口呼吸,气短的,如果是肺痿病,经常伴随着口吐涎沫的症状。"

师曰:吸而微数,其病在中焦,实也,当下之即愈,虚者不治。在上焦者,其吸促;在下焦者,其吸远,此皆难治。呼吸动摇振振者,不治。

【译文】

老师说:"病人呼吸时感觉气短,是因为病邪阻塞了中焦。属于实证,应当服用药使之下泻,这样就可以痊愈;如果气短属于虚证,则是无根失守之气,是难治之症。病在上焦,吸气短促并且感觉困难;病在下焦,吸气深长,这两种情况都属难治的病。如果呼吸时全身摇摆不止,则是元气大伤,是难以治愈的病证。"

师曰:寸口脉动者,因其王时而动,假令肝王色青,四时各随其色。肝色青而反色白,非其时色脉,皆当病。

【译文】

老师说:"寸口的脉搏跳动随着五脏所旺的季节而发生变化。比如春季肝脏旺盛时,面色发青属于人体随季节产生的正常变化。其他季节对应的颜色分别为夏赤、秋白、冬黑。如果在春季肝旺,面部不见青色反而呈现白色,脉象不是春季应当出现的弦脉，这就属于在当季出现其他时令的颜色与脉象，都是将要发生疾病的征象。"

问曰：有未至而至，有至而不至，有至而不去，有至而太过，何谓也？师曰：冬至之后，甲子夜半少阳起，少阳之时阳始生，天得温和。以未得甲子，天因温和，此为未至而至也；以得甲子而天未温和，为至而不至也；以得甲子而天大寒不解，此为至而不去也；以得甲子而天温如盛夏五六月时，此为至而太过也。

【译文】

有人问道："自然界的时令和气候相互对应，有时时令没有到达但对应时令的气候已到，有时时令已到但对应时令的气候没到，有时时令和气候同至但不同去，有时时令与气候同到但那个时令的气候又超过了正常的范围。这应该怎样来理解呢？"老师回答说："冬至节气以后六十天的夜半之时，正是少阳当令的时候。此时阳气初生，天气逐渐变得温暖和煦。如果冬至后不到六十天，气候就变暖，这就是时令未到，气候已到；如果冬至后六十天，气候仍然没有变得温暖，这就是时令已到，而气候未到；如果冬至后六十天，气候仍然寒冷，这是时令已到，而严寒的气候当去不去；再如冬至后六十天，气候就突然像盛夏五六月那样炎热，这是时令已到，但温热气候来得过分剧烈。"

师曰：病人脉浮者在前，其病在表；浮者在后，其病在里。腰痛背强不能行，必短气而极也。

【译文】

老师说："病人的浮脉出现在关前的寸脉，说明病变在体表；出现在关后的尺脉，说明病在体内。可以见到腰背僵硬疼痛，行走出现困难，还会出现呼吸短促、疲乏等症状。"

问曰：经云"厥阳独行"，何谓也？师曰：此为有阳无阴，故称厥阳。

【译文】

有人问道："医经上说'厥阳独行'，这该如何解释？"老师回答说："这是因为阴气衰竭，阳气逆乱而过度亢奋，孤阳上逆，所以称为厥阳独行。"

问曰：寸脉沉大而滑，沉则为实，滑则为气。实气相搏，血气入脏即死，入腑即愈，此为卒厥。何谓也？师曰：唇口青，身冷，为入脏即死；如身和，汗自出，为入腑即愈。

【译文】

有人问道："寸口的脉象沉大而滑，沉脉主血实，滑脉主气实。实与气相互搏结，病邪随血气交于五脏则病情危急，预后不良；病邪入腑，则相对容易病愈，预后良好，这叫卒厥病。但应该如何区分入脏、入腑呢？"老师回答说："病人口唇呈现青紫色，身体发凉，这是病邪随血气入脏的表现，病情严重，预后不良；如果病人身体温暖、微汗自出，这就是入腑的表现，相对容易病愈。"

问曰：脉脱入脏即死，入腑即愈，何谓也？师曰：非为一病，百病皆然。譬如浸淫疮，从口起流向四肢者，可治；从四肢流来入口者，不可治；病在外者，可治；入里者，即死。

【译文】

有人问道："病见脉脱，入侵五脏而危重，入侵六腑则容易痊愈，这应该怎样理解呢？"老师回答说："并不是只有脉脱这种病证预后是这样，其他病证也是如此。比如浸淫疮这种皮肤病，疮面从心口开始，逐渐向四肢蔓延，由内向外，这种病可以很快治愈；但若疮口从四肢开始，逐渐向心口蔓延，趋势由外向内，这样就不易治愈。病由内传到外的比较容易治，病由外传到内的比较难治。"

问曰：阳病十八何谓也？师曰：头痛，项、腰、脊、臂、脚掣痛。

【译文】

有人问道："阳病有十八种，包括哪些病证呢？"老师回答说："包括头痛，项、腰、脊、臂、脚抽掣疼痛。"

阴病十八何谓也？师曰：咳，上气，喘，哕，咽，肠鸣胀满，心痛拘急。五脏病各有十八，合为九十病；人又有六微，微有十八病，合为一百八病，五劳、七伤、六极、妇人三十六病，不在其中。

【译文】

又问道："阴病十八种包括哪些病证呢？"老师回答说："包括咳嗽、上气、喘息、干哕、咽痛、肠鸣、腹内胀满、心胸疼痛、拘挛紧急。这五脏病各有十八种，合起来为九十种病。人还有六微，各有十八种病证，合为一百零八种病，而五劳、七伤、六极和妇女三十六种病，都不包括在内。"

清邪居上，浊邪居下，大邪中表，小邪中里，馨饪之邪，从口入者，宿食也。五邪中人，各有法度，风中于前，寒中于暮，湿伤于下，雾伤于上，风令脉浮，寒令脉急，雾伤皮腠，湿流关节，食伤脾胃，极寒伤经，极热伤络。

【译文】

雾露之清邪，通常会伤害人的身体上部；水湿之邪，则多会伤害人的身体下部；风邪大多会入侵人的体表，寒邪则多会伤害人体的内里；饮食邪气从口而入，多是因为食积为病。风、寒、湿、雾、饮食这五种病邪伤害人体，各有规律。

风邪伤害人体多在上午，寒邪入侵人体多在傍晚，湿邪伤人偏于身体下部，雾邪伤人偏于身体上部。风邪入侵人体多表现为浮脉，寒邪入侵人体多表现为紧脉，雾露之邪多会伤害人的皮肤腠理，水湿之邪多会流注关节，饮食不节则会损伤脾胃，过寒之邪容易伤害经脉，过热之邪易伤络脉。

问曰：病有急当救里、救表者，何谓也？师曰：病，医下之，续得下利清谷不止，身体疼痛者，急当救里，后身体疼痛，清便自调者，急当救表也。

【译文】

有人问道："治病有时要先治里证，有时要先治表证，这该如何区分呢？"老师回答说："对于疾病在表的病人，医生误用下法治疗，就会使病人出现下利清谷不止的症状，此时即便身体疼痛，也应当立刻救治体内衰微的阳气再予以解表，等到病人的大便恢复正常后，立刻予以解表的治疗。"

夫病痼疾，加以卒病，当先治其卒病，后乃治其痼疾也。

【译文】

病人平常身患难以医治的慢性病，现在突然增加了某些外感之疾，治疗方法应该是先治疗新添的病疾，再治疗不易治愈的慢性病。

师曰：五脏病各有得者愈；五脏病各有所恶，各随其所不喜者为病。病者素不应食，而反暴思之，必发热也。

【译文】

老师说："五脏发生疾病后，如果能够得到适合病情的饮食和居所，就能促进病情的康复。相反，如果饮食和居所都是病人所厌恶的，就会使病情加重。假使病人突然吃不当吃的食物，且大量食用，就会出现发热症状。"

夫诸病在藏欲攻之，当随其所得而攻之，如渴者与猪苓汤，余皆仿此。

【译文】

凡是各种在里属实的病证，治疗的时候应当针对具体情况对症下药。比如，口渴属阴虚内热兼有水结，则应当用猪苓汤来滋阴利水。至于其他病证，也可依照这个方法进行治疗。

痉湿暍病脉证第二
（论一首　脉证十二条　方十一首）

此篇主要论述痉、湿、暍三种疾病的病症和脉象。三者都是因感受外邪而致，都与太阳表证有关，因而合为一篇进行论述。

太阳病，发热无汗，反恶寒者，名曰刚痉一作痓,余同。

【译文】

太阳病，出现发热、无汗的症状，反而怕冷的，称为刚痉。

太阳病，发热汗出，而不恶寒，名曰柔痉。

【译文】

太阳病，出现发热、出汗的症状，反而不怕冷的，属于柔痉。

太阳病，发热，脉沉而细者，名曰痉，为难治。

【译文】

太阳病，发热，脉象沉细的，属于因正气不足而致的痉病，比较难以医治。

太阳病，发汗太多，因致痉。

【译文】

太阳病，如果发汗过多，可能会导致痉病。

夫风病下之则痉，复发汗必拘急。

【译文】

　　风邪为患,误用攻下法,则会损伤津液导致痉病;如果再使用发汗的方法,则会让患者的筋脉出现拘挛症状。

　　疮家虽身疼痛,不可发汗,汗出则痉。

【译文】

　　平素患有疮肿的病人,即便身体疼痛,也不要用发汗的方法来治疗,误用发汗法则会伤其津液,导致痉病发生。

　　病者,身热足寒,颈项强急,恶寒,时头热,面赤目赤,独头动摇,卒口噤,背反张者,痉病也。若发其汗者,寒湿相得,其表益虚,即恶寒甚。发其汗已,其脉如蛇一云:其脉浛浛。

【译文】

　　病人身上发热、两脚发冷,头颈部位强直转动不灵活,怕冷,时常头部发热,脸颊和两眼发红,只有头部不由自主地摇动,忽然紧咬牙关不能张口,腰背强直,背部角弓反张,这就是痉病。如果用汗法发汗,外寒与汗湿相合入侵体内,会使体表更加虚弱,肌体更怕寒冷。误用汗法之后,脉象不直而曲,如同蛇行一般。

　　暴腹胀大者,为欲解,脉如故;反伏弦者痉。

【译文】

患上痉病的人,突然出现腹部胀大,这是疾病将要被治愈的征象,脉象并没有什么变化,但如果脉象沉伏,则为痉病。

夫痉脉,按之紧如弦,直上下行一作:筑筑而弦。《脉经》云:痉家其脉伏坚,直上下。

【译文】

痉病的脉象,切脉时如弦一样紧,当上下移行诊断。

痉病有灸疮,难治。

【译文】

身患痉病的人同时又患上灸疮,治疗比较困难。

太阳病,其证备,身体强,几几然,脉反沉迟,此为痉。栝楼桂枝汤主之。

【译文】

病人患有太阳病,头项强痛、发热、汗自出、恶风等症状都出现,同时出现头颈和背部强直,俯仰不能自如,脉象呈现沉而迟,这属于痉病,当用栝楼桂枝汤治疗。

栝楼桂枝汤方

栝楼根二两　桂枝三两　芍药三两　甘草二两　生姜三两　大枣十二枚

上六味，以水九升，煮取三升，分温三服，取微汗。汗不出，食顷啜热粥发。

太阳病，无汗，而小便反少，气上冲胸，口噤不得语，欲作刚痉，葛根汤主之。

【译文】

病人患有太阳病，出现无汗，小便减少，气向上冲到胸口，口难以说话的症状，就是刚痉，应当用葛根汤来治疗。

葛根汤方

葛根四两　麻黄三两,去节　桂二两,去皮　芍药二两　甘草二两,炙　生姜三两　大枣十二枚

上七味，咬咀，以水一斗，先煮麻黄、葛根减二升，去沫，内诸药，煮取三升，去滓，温服一升，复取微似汗，不须啜粥。余如桂枝汤法将息及禁忌。

痉为病一本痉字上有刚字，胸满口噤，卧不着席，脚挛急，必齘齿，可与大承气汤。

【译文】

刚痉的症状是胸部满闷,口不能说话,卧时不能挨到床席,脚痉挛拘急,一定会咬牙,可以用大承气汤治疗。

大承气汤方

大黄四两,酒洗　厚朴半斤,炙,去皮　枳实五枚,炙　芒硝二合

上四味,以水一斗,先煮二物取五升,去滓,内大黄煮取二升,去滓;内芒硝,更上火微一二沸,分温再服,得下止服。

太阳病,关节疼痛而烦,脉沉而细一作缓者,此名湿痹《玉函》云:中湿。湿痹之候,小便不利,大便反快,但当利其小便。

【译文】

病人患有太阳病,并且兼有关节剧烈疼痛,心中烦扰不安,脉象沉而细,这就是湿痹病。湿痹的症候就是小便不通利,大便反而爽快,应当用通利小便的方法进行治疗。

湿家之为病,一身尽疼一云:疼烦,发热,身色如熏黄也。

【译文】

患上湿病的人,全身疼痛,发热,皮肤颜色仿佛烟熏过一样暗黄。

湿家，其人但头汗出，背强，欲得被复向火，若下之早则哕。或胸满，小便不利—云利，舌上如胎者，以丹田有热，胸上有寒，渴欲得饮而不能饮，则口燥烦也。

【译文】

患上湿病的人，其人只有头部出汗，背部强直，喜欢厚衣裹被，烤火取暖，如果过早使用攻下法，就会出现呃逆。或者胸部胀满，小便不利，舌面发白湿润有滑苔，这是因为腹部有邪热，胸中有痰，还会出现口干舌燥想要饮水，但又喝不下，只是口中燥热难以忍受。

湿家，下之，额上汗出，微喘，小便利—云不利者死；若下利不止者亦死。

【译文】

患湿病的人，误用攻下法以后，出现额上出汗，轻微的气喘，小便通利的，为不治之症；如果腹泻不止，也同样不治。

风湿相搏，一身尽疼痛，法当汗出而解，值天阴雨不止，医云：此可发汗。汗之病不愈者，何也？盖发其汗，汗大出者，但风气去，湿气在，是故不愈也。若治风湿者，发其汗，但微微似欲出汗者，风湿俱去也。

【译文】

　　风邪与湿邪相互搏结，全身都疼痛，应当用汗法予以治疗。如果正值天气阴雨连绵，医生说这样仍然可以用发汗的方法治疗。给病人用汗法仍然没有治愈，这是为什么呢？这是因为发汗过多，只有风邪随之而出，而湿邪仍在体内，所以病没有被治愈。如果用汗法治疗风湿病，只需要微微出汗，风湿之邪就都会随汗而出。

　　湿家病，身疼发热，面黄而喘，头痛鼻塞而烦，其脉大，自能饮食，腹中和无病，病在头中寒湿，故鼻塞，内药鼻中则愈《脉经》云：病人喘。而无"湿家病"以下至"而喘"十三字。

【译文】

　　长久患湿病的人，身体疼痛而发热，面色发黄，气喘，头痛，鼻塞，心中烦躁不安，脉大，这是因为饮食正常，肠胃相互调和无病。头部被寒湿侵袭，所以出现鼻塞，治疗时应当将能够散寒湿的药物塞到鼻孔中，这样病就能够得以痊愈。

　　湿家，身烦疼，可与麻黄加术汤发其汗为宜，慎不可以火攻之。

【译文】

　　久患湿病的人，身体疼痛而心思烦乱，用麻黄加术汤发汗进行治疗为宜，千万不能用火攻的方式来治疗。

麻黄加术汤方

麻黄_{三两，去节} 桂枝_{二两，去皮} 甘草_{一两，炙} 杏仁_{七十个，去皮尖} 白术_{四两}

上五味，以水九升先煮麻黄，减二升，去上沫，内诸药煮取二升半，去滓，温服八合，复取微似汗。

病者一身尽疼，发热，日晡所剧者，名风湿。此病伤于汗出当风，或久伤取冷所致也。可与麻黄杏仁薏苡甘草汤。

【译文】

病人全身都疼痛，发热，每天下午疼痛加剧，这就是风湿病。这种病是由于出汗感受风邪，或者长时间受寒引发的，可以用麻黄杏仁薏苡甘草汤治疗。

麻黄杏仁薏苡甘草汤方

麻黄_{去节，半两，汤泡} 甘草_{一两，炙} 薏苡仁_{半两} 杏仁_{十个，去皮尖，炒}

上剉麻豆大，每服四钱，水一盏半，煮八分，去滓温服，有微汗避风。

风湿脉浮，身重，汗出恶风者，防己黄芪汤主之。

【译文】

　　风湿病人,脉象浮,身体感到沉重,出汗后怕风的,用防己黄芪汤治疗。

　　防己黄芪汤方

　　防己一两　甘草半两,炒　白术七钱半　黄芪一两一分,去芦

　　上剉麻豆大,每抄五钱匕,生姜四片,大枣一枚,水盏半,煎八分,去滓温服,良久再服。喘者加麻黄半两;胃中不和者加芍药三分;气上冲者加桂枝三分;下有陈寒者加细辛三分。服后当如虫行皮中,从腰下如冰,后坐被上,又以一被绕腰下,温令微汗,瘥。

　　伤寒八九日,风湿相搏,身体疼烦,不能自转侧,不呕不渴,脉浮虚而涩者,桂枝附子汤主之;若大便坚,小便自利者,去桂加白术汤主之。

【译文】

　　外感伤寒病八九天,风邪与湿邪相互搏结,身体疼痛而心烦不安,不能自行翻转身体,不呕吐,也不觉得口渴,脉象浮虚而涩,用桂枝附子汤治疗;如果大便干结,小便正常,可用去桂加白术汤治疗。

　　桂枝附子汤方

　　桂枝四两,去皮　生姜三两,切　附子三枚,炮去皮,破八片

甘草二两，炙　　大枣十二枚，擘

上五味，以水六升，煮取二升，去滓，分温三服。

白术附子汤方

白术二两　　附子一枚半，炮去皮　　甘草一两，炙　　生姜一两半，切　　大枣六枚

上五味，以水三升，煮取一升，去滓，分温三服。一服觉身痹，半日许再服，三服都尽，其人如冒状，勿怪，即是术附并走皮中，逐水气未得除故耳。

风湿相搏，骨节疼烦，掣痛不得屈伸，近之则痛剧，汗出短气，小便不利，恶风不欲去衣，或身微肿者，甘草附子汤主之。

【译文】

风邪和湿邪相互搏结，骨头和关节疼痛而心中烦躁不安，屈伸关节困难，向内弯曲时疼痛加剧，出汗比较多，气短，小便不通利，怕风不愿意离开衣服被褥，或者全身微肿的，用甘草附子汤治疗。

甘草附子汤方

甘草二两，炙　　附子一枚，炮去皮　　白术二两　　桂枝四两，去皮

上四味，以水六升，煮取三升，去滓，温服一升，日三服。初服得微汗则解。能食汗出复烦者，服五合。恐一升多者，服六七合为妙。

太阳中暍，发热恶寒，身重而疼痛，其脉弦细芤迟，小便已，洒洒然毛耸，手足逆冷，小有劳，身即热，口开前板齿燥。若发其汗，则其恶寒甚；加温针则发热甚；数下之则淋甚。

【译文】

暑邪入侵身体，首先侵犯太阳肌表而出现发热、怕冷、身体沉重疼痛等一系列表证，脉象或弦细或芤迟，小便后打寒战，汗毛坚起，手脚冰冷，稍有活动就觉得身体燥热，张口呼吸，门牙干燥。如果误用汗法，怕冷的症状就会加重；如果再误用温针，就会让发热加剧；如果屡次用攻下法，就会让小便短少、淋涩而疼痛的症状加重。

太阳中热者，暍是也。汗出恶寒，身热而渴。白虎加人参汤主之。

【译文】

太阳肌表受暑热之邪后，这就是伤暑病。病人会出汗，怕冷，全身发热，口渴，用白虎加人参汤治疗。

白虎人参汤方
知母六两　石膏一斤，碎　甘草二两　粳米六合　人参三两
上五味，以水一斗，煮米熟汤成，去滓，温服一升，日三服。

太阳中暍，身热疼重，而脉微弱，此以夏月伤冷水，水行皮中所致也。一物瓜蒂汤主之。

【译文】

太阳经受暑热的，身体发热，异常疼痛，脉象微弱，这是由于夏天洗冷水澡，水湿行于皮肤之中导致的，主治可用一物瓜蒂汤。

一物瓜蒂汤方
瓜蒂二七个
上剉，以水一升，煮取五合，去滓，顿服。

百合狐惑阴阳毒病证治第三
（论一首　证三条　方十二首）

此篇主要论述百合病、狐惑病和阴阳毒病三种主要疾病。三者病因、病症和治疗方法各异，但是在症候上又有相似之处，因而合为一篇。

论曰：百合病者，百脉一宗，悉致其病也。意欲食，复不能食，常默然，欲卧不能卧，欲行不能行，饮食或有美时，或有不用闻食臭时，如寒无寒，如热无热，口苦，小便赤，诸药不能治，得药则剧吐利，如有神灵者，身形如和，其脉微数。每溺时头痛者，六十日乃愈；若溺时头不痛，淅然者，四十日愈；若溺快然，但头眩者，二十日愈。其证或未病而预见，或病四五日而出，或病二十日或一月微见者，各随证治之。

【译文】

论述上说：百合病，因为人体上百条脉络同出一个根源，所以都可能引起这种病。患百合病的人想进食却吃不下去，经常情绪低落沉默不语，想睡觉又睡不着，想走路又走不动；饮食方面有时吃得很香，但有时又不愿闻到食物的气味。似乎怕冷，但又没有明显的寒证，似乎有热，但又无发热的症候；口中发苦，小便颜色为赤色。曾用过很多药物也无法治好，吃药之后会出现剧烈呕吐和腹泻，好像有神灵作祟似的，从外表看并没有明显的病态，只是病人的脉象微数。如果病人每次小便时都头痛，一般六十天左右病就可以治愈；如果病人小便时头不痛，但畏寒的，一般四十天左右病可以治愈；如果病人小便通利，只感到有些头晕的，一般二十天左右可以痊愈。百合病的这些症状，有些在没发病前可以预先知道，有的在患其他病四五天后出现，有的在患其他病二十天或一个月后才有所显现，应当根据出现的具体症状，分别进行治疗。

百合病，发汗后者，百合知母汤主之。

【译文】

百合病误用汗法之后,应当用百合知母汤治疗。

百合知母汤方

百合七枚,擘　知母三两,切

上先以水洗百合,渍一宿,当白沫出,去其水,更以泉水二升,煎取一升,去滓;别以泉水二升煎知母,取一升去滓;后合和煎取一升五合,分温再服。

百合病下之后者,滑石代赭汤主之。

【译文】

百合病误用攻下法治疗的,用滑石代赭汤治疗。

滑石代赭汤方

百合七枚,擘　滑石三两,碎,绵裹　代赭石如弹丸大一枚,碎,绵裹

上先以水洗百合,渍一宿,当白沫出,去其水,更以泉水二升煎取一升,去滓;别以泉水二升煎滑石、代赭,取一升去滓,后合和重煎取一升五合,分温服。

百合病吐之后者,用后方主之。

【译文】

百合病误用吐法后,用以下的药方治疗。

百合鸡子汤方

百合七枚,擘　鸡子黄一枚

上先以水洗百合,渍一宿,当白沫出,去其水,更以泉水二升煎取一升,去滓,内鸡子黄,搅匀煎五分,温服。

百合病,不经吐、下、发汗,病形如初者。百合地黄汤主之。

【译文】

百合病没有用催吐、泻下、发汗等方法治疗,症状和发病初期所述相同的,用百合地黄汤治疗。

百合地黄汤方

百合七枚,擘　生地黄汁一升

上以水洗百合,渍一宿,当白沫出,去其水。更以泉水二升,煎取一升,去滓。内地黄汁,煎取一升五合。分温再服。中病勿更服,大便常如漆。

百合病一月不解,变成渴者,百合洗方主之。

【译文】

百合病若经一个月之久仍然没有治好,并变成口渴的,应当用百合洗方治疗。

百合洗方
上以百合一升,以水一斗,渍之一宿,以洗身,洗已,食煮饼,勿以盐豉也。

百合病,渴不差者,栝楼牡蛎散主之。

【译文】

百合病口渴,用百合洗方治疗后仍然没有效果的,用栝楼牡蛎散治疗。

栝楼牡蛎散方
栝楼根　牡蛎熬,等分
上为细末,饮服方寸匕,日三服。

百合病变发热者一作:发寒热,百合滑石散主之。

【译文】

百合病转变为发热的,用百合滑石散治疗。

百合滑石散方

百合一两,炙　　滑石三两

上为散,饮服方寸匕,日三服,当微利者,止服,热则除。

百合病见于阴者,以阳法救之;见于阳者,以阴法救之。见阳攻阴,复发其汗,此为逆;见阴攻阳,乃复下之,此亦为逆。

【译文】

患百合病如果出现阴寒症状,应当用助阳散寒的方法治疗;如果出现阳热症状,应该用滋阴清热的方法治疗。如果见到阳热症状,反用助阳散寒的方法治疗,再用汗法,就是错误的治疗方法;同样,若见到阴寒症状,却用滋阴清热的方法治疗,又用攻下法,这也属于错误的治疗方法。

狐惑之为病,状如伤寒,默默欲眠,目不得闭,卧起不安。蚀于喉为惑,蚀于阴为狐。不欲饮食,恶闻食臭。其面目乍赤、乍黑、乍白,蚀于上部则声喝一作:嗄。甘草泻心汤主之。

【译文】

狐惑病的症状同伤寒病类似,患者神情默默,想睡又难以安眠,躺下又想起身,心烦不安。这种病的虫毒侵蚀咽喉的称为惑病,侵蚀前后二阴的称为狐病。患者不想吃东西,讨厌饮食的气味，面部和眼睛的颜色会一会儿变红，一会儿变黑，一会儿变白。虫毒侵蚀到咽喉，就会出现声音嘶哑的症状，应当用甘草泻心汤治疗。

甘草泻心汤方

甘草四两　黄芩　人参　干姜各三两　黄连一两　大枣十二枚　半夏半升

上七味，水一斗，煮取六升，去滓，再煎温服一升，日三服。

蚀于下部则咽干，苦参汤洗之。

【译文】

虫毒侵蚀前阴部，就会出现咽喉干燥的症状，应当用苦参汤熏洗外阴部位。

苦参汤方
苦参一升
以水一斗，煎取七升，去滓熏洗，日三服。

蚀于肛者，雄黄熏之。

【译文】

虫毒侵蚀肛门的，可以用雄黄外熏。

雄黄熏方

雄黄

上一味为末，筒瓦二枚合之，烧向肛熏之。

《脉经》云：病人或从呼吸上蚀其咽，或从下焦蚀其肛阴。蚀上为惑，蚀下为狐，狐惑病者，猪苓散主之。

病者脉数，无热微烦，默默但欲卧，汗出。初得之三四日，目赤如鸠眼，七八日目四眦—本此有黄字黑；若能食者，脓已成也。赤小豆当归散主之。

【译文】

病人脉象数，没有明显发热，稍有一些烦躁，喜欢静默不言，只想睡觉，汗出。刚刚得病三四天的，双目如斑鸠眼睛一样红，得病七八天后，两眼内、外眦变为黑色。如果此时能吃下东西，说明热毒蕴结已经形成痈脓，可以用赤小豆当归散治疗。

赤小豆当归散方

赤小豆三升，浸，令芽出，曝干　当归

上二味，杵为散，浆水服方寸匕，日三服。

阳毒之为病，面赤斑斑如锦文，咽喉痛，唾脓血。五日可治，七日不可治，升麻鳖甲汤主之。

【译文】

阳毒病发生病变时,面部会出现红色斑点,如同织绵上的纹理一样,咽喉疼痛,咳吐脓血,得病五天内容易治疗,如果超过七天,就很难治愈。可以用升麻鳖甲汤治疗。

升麻鳖甲汤方

升麻二两　当归一两　蜀椒炒去汗,一两　甘草二两　鳖甲手指大一片,炙　雄黄半两,研

上六味,以水四升,煮取一升,顿服之,老小再服。取汗。

《肘后》《千金方》:阳毒用升麻汤,无鳖甲有桂;阴毒用甘草汤,无雄黄。

阴毒之为病,面目青,身痛如被杖,咽喉痛。五日可治,七日不可治,升麻鳖甲汤去雄黄、蜀椒主之。

【译文】

阴毒病发生病变时,面部及眼睛发青,身体疼痛如同被棍棒抽打一样,咽喉疼痛。这种病在得病开始的五天内容易治疗,如果超过七天,就难以治愈了。可以用升麻鳖甲汤去雄黄、蜀椒治疗。

疟病脉证并治第四
（证二条　方六首）

此篇专门从脉证入手，专论温疟、瘅疟及牡疟三种类型的疟病。

师曰：疟脉自弦，弦数者多热，弦迟者多寒。弦小紧者下之差，弦迟者可温之，弦紧者可发汗、针灸也，浮大者可吐之，弦数者风发也，以饮食消息止之。

【译文】

老师说："疟病的脉象自然表现出弦脉，弦而数的多发热，弦而迟的多怕冷。脉象弦而沉紧的，可以采用攻下法予以治疗，弦而迟的可以用温法治疗，弦而紧的可以用汗法、针灸治疗，脉象浮而大的可以用吐法治疗。脉象弦数的，是因为外感风邪而发热，可以通过斟酌饮食的方法来治疗。"

病疟，以月一日发，当以十五日愈；设不差，当月尽解；如其不差，当云何？师曰：此结为症瘕，名曰疟母，急治之，宜鳖甲煎丸。

【译文】

患上疟病，如果是月初一日发病，则一般经过十五天治疗才能痊愈；如果不能痊愈，再过十五天病也会被完全治愈。

如果一个月后疟病仍然没有痊愈，应当怎样解释呢？老师说："这是因为疟邪已经在腹中结成痞块，名为疟母，应当立刻予以治疗，可以用鳖甲煎丸治疗。"

鳖甲煎丸方

鳖甲十二分，炙　乌扇三分，烧　黄芩三分　柴胡六分　鼠妇三分，熬　干姜三分　大黄三分　芍药五分　桂枝三分　葶苈一分，熬　石韦三分，去毛　厚朴三分　牡丹五分，去心　瞿麦二分　紫葳三分　半夏一分　人参一分　䗪虫五分，熬　阿胶三分，炙　蜂窠四分，炙　赤消十二分　蜣螂六分，熬　桃仁二分

上二十三味，为末，取煅灶下灰一斗，清酒一斛五斗，浸灰，候酒尽一半，着鳖甲于中，煮令泛烂如胶漆，绞取汁，内诸药，煎为丸如梧子大，空心服七丸，日三服。

《千金方》用鳖甲十二片，又有海藻三分，大戟一分，䗪虫五分，无鼠妇、赤消二味，以鳖甲煎和诸药为丸。

师曰：阴气孤绝，阳气独发，则热而少气烦冤，手足热而欲呕，名曰瘅疟。若但热不寒者，邪气内藏于心，外舍分肉之间，令人消铄肌肉。

【译文】

老师说："阴虚津液亏损，但阳邪独亢盛，表现为发高烧，气短，心中烦闷难以化解，手脚发热，想要呕吐，名为瘅疟。如果只有发热症状而不怕冷，这是因为邪热侵扰内脏，

外留于分肉间,这容易让人消烁肌肉。"

温疟者,其脉如平,身无寒但热,骨节疼烦,时呕,白虎加桂枝汤主之。

【译文】

患上温疟,脉象不弦如同平常,全身只发热不怕冷,骨头关节疼痛使人心烦,总有呕吐发生,可以用白虎加桂枝汤治疗。

白虎加桂枝汤方

知母_{六两}　甘草_{二两,炙}　石膏_{一斤}　粳米_{二合}　桂_{去皮,三两}

上剉,每五钱,水一盏半,煎至八分,去滓,温服,汗出愈。

疟多寒者,名曰牡疟,蜀漆散主之。

【译文】

疟疾多伴有寒证的,称为牡疟,用蜀漆散主治。

蜀漆散方

蜀漆_{洗去腥}　云母_{烧二日夜}　龙骨_{等分}

上三味,杵为散,未发前以浆水服半钱。温疟加蜀漆半分。临发时服一钱匕。一方云母作云实。

附《外台秘要》方

牡蛎汤　治牡疟。

牡蛎四两，熬　麻黄去节，四两　甘草二两　蜀漆三两

上四味，以水八升先煮蜀漆、麻黄，去上沫，得六升，内诸药煮取二升，温服一升。若吐，则勿更服。

柴胡去半夏加栝楼汤　治疟病发渴者，亦治劳疟。

柴胡八两　人参　黄芩　甘草各三两　栝楼根四两　生姜二两　大枣十二枚

上七味，以水一斗二升，煮取六升，去滓，再煎取三升，温服一升，日二服。

柴胡桂姜汤　治疟寒多微有热，或但寒不热。服一剂如神。

柴胡半斤　桂枝三两，去皮　干姜二两　栝楼根四两　黄芩三两　牡蛎三两，熬　甘草二两，炙

上七味，以水一斗二升，煮取六升，去滓，再煎取三升，温服一升，日三服。初服微烦，复服汗出便愈。

中风历节病脉证并治第五
（论一首　脉证三条　方十二首）

此篇主要从脉象、症候及治疗方法角度论述中风和历节病，因两者在广义上都属于风邪或湿邪引起的病症，因而合为一篇进行论述。

夫风之为病，当半身不遂，或但臂不遂者，此为痹。脉微而数，中风使然。

【译文】

风邪所引起的病证，应当会让有半边身体无法随意活动的症状出现，如果只有一边手臂不能随意活动，就是痹证。脉象微而数，是中风的脉象。

寸口脉浮而紧，紧则为寒，浮则为虚，寒虚相搏，邪在皮肤。浮者血虚，络脉空虚，贼邪不泻，或左或右，邪气反缓，正气即急，正气引邪，㖞僻不遂。

【译文】

寸口脉象浮而紧，紧是因为怕冷，浮是因为体虚；寒虚两者相互搏结，会让外邪侵入并停滞在肌肤之中。浮则会导致血脉空虚，邪气在体内难以泻下，时而在左时而在右，邪气松弛舒缓，而正气紧急，正气牵引着邪气，故使口眼向一边歪斜。

邪在于络，肌肤不仁；邪在于经，即重不胜；邪入于府，即不识人；邪入于藏，舌即难言，口吐涎。

【译文】

外邪侵犯络脉，使肌肤麻木不仁；邪气侵犯经脉，则身体沉重不清爽；外邪深入腑，就不能辨识别人；外邪进入脏器，则口中有舌也难言，口吐黏涎之水。

侯氏黑散 治大风，四肢烦重，心中恶寒不足者《外台》治风癫。

菊花四十分 白术十分 细辛三分 茯苓三分 牡蛎三分 桔梗八分 防风十分 人参三分 矾石三分 黄芩五分 当归三分 干姜三分 芎䓖三分 桂枝三分

上十四味，杵为散，酒服方寸匕，日一服。初服二十日，温酒调服，禁一切鱼肉大蒜，常宜冷食，六十日止，即药积在腹中不下也，热食即下矣，冷食自能助药力。

寸口脉迟而缓，迟则为寒，缓则为虚。荣缓则为亡血，卫缓则为中风。邪气中经，则身痒而瘾疹，心气不足，邪气入中，则胸满而短气。

【译文】

寸口脉象迟中带缓，迟为有寒存在，缓为荣卫不足。荣虚是因为内里失血，卫虚则是因为外感风寒。寒邪侵入经脉，则会引起全身瘙痒，皮肤隐约有红色斑点；如果心气不足，又外感邪气，就会感到胸部胀满，出现气短的症状。

风引汤 除热瘫痫。
大黄 干姜 龙骨各四两 桂枝三两 甘草 牡蛎各二两

寒水石　滑石　赤石脂　白石脂　紫石英　石膏各六两

上十二味，杵，粗筛，以韦囊盛之。取三指撮，井花水三升，煮三沸，温服一升。治大人风引，少小惊痫瘛疭，日数十发，医所不疗除热方。《巢氏》云：脚气宜风引汤。

防己地黄汤　治病如狂状、妄行、独语不休，无寒热，其脉浮。

防己一分　桂枝三分　防风三分　甘草二分

上四味，以酒一杯，渍之一宿，绞取汁；生地黄二斤咬咀，蒸之如斗米饭久；以铜器盛其汁，更绞地黄汁，和分再服。

头风摩散方

大附子一枚，炮　盐等分

上二味为散，沐了，以方寸匕，已摩疢上，令药力行。

寸口脉沉而弱，沉即主骨，弱即主筋，沉即为肾，弱即为肝，汗出入水中。如水伤心，历节黄汗出，故曰历节。

【译文】

寸口脉象沉而弱，沉脉主骨病，弱脉主筋病，沉脉主肾病，弱脉主肝病。出汗后，在水中浸没。如果汗同水湿相互搏结伤了心气，使所伤的关节肿痛有汗流出，因而被称为历节病。

跌阳脉浮而滑，滑则谷气实，浮则汗自出。

【译文】

脚面冲阳脉浮而滑,脉滑是因为胃肠之中的谷气积聚为实,脉浮则是因为内热外蒸,所以汗水自然流出。

少阴脉浮而弱,弱则血不足,浮则为风,风血相搏,即疼痛如掣。盛人脉涩小,短气自汗出,历节疼,不可屈伸,此皆饮酒汗出当风所致。

【译文】

少阴脉浮而弱,脉弱是因为血不足,脉浮则是因为外感风邪,风邪同血虚相互搏结,因而病人的关节一经牵掣就会疼痛。肥胖的人脉象涩小,出现气短,自然出汗,全身关节疼痛,不能自如屈伸的症状,都是由饮酒之后出汗受风导致的。

诸肢节疼痛,身体尪羸,脚肿如脱,头眩短气,温温欲吐,桂枝芍药知母汤主之。

【译文】

全身的各个关节都痛,身体瘦弱,但两脚肿大仿佛同肢体脱节一般,头晕,气短,总想呕吐,可以用桂枝芍药知母汤治疗。

桂枝芍药知母汤方

桂枝四两　芍药三两　甘草二两　麻黄二两　生姜五两　白

术五两　知母四两　防风四两　附子二两，炮

上九味，以水七升，煮取二升，温服七合，日三服。

味酸则伤筋，筋伤则缓，名曰泄。咸则伤骨，骨伤则痿，名曰枯。枯泄相搏，名曰断泄。荣气不通，卫不独行，荣卫俱微，三焦无所御，四属断绝，身体羸瘦，独足肿大，黄汗出，胫冷，假令发热，便为历节也。病历节不可屈伸，疼痛，乌头汤主之。

【译文】

过度吃酸味的东西就损伤筋，筋受伤就会无力收缩，这叫作泄；过度吃咸味的东西就会损伤骨，骨头受伤就会萎缩柔软没有力气，不能行立，这叫作枯。筋骨一并受伤，称为断泄。荣气不够畅通，卫气就不能单独运行，致使荣卫二气都会变得虚弱，三焦功能不能发挥作用，皮肉脂髓之间无法相互连贯，身体非常消瘦，只有两脚肿大，出黄汗，两小腿发凉，如果小腿发热，则属于历节病。患历节病，不能屈伸活动且疼痛的，可以用乌头汤治疗。

乌头汤方　治脚气疼痛，不可屈伸。

麻黄　芍药　黄芪各三两　甘草炙　川乌五枚，㕮咀，以蜜二升，煎取一升，即出乌头

上五味，㕮咀四味，以水三升，煮取一升，去滓，内蜜煎中，更煎之，服七合，不知，尽服之。

矾石汤　治脚气冲心。

矾石二两

上一味，以浆水一斗五升，煎三五沸，浸脚良。

附方

《古今录验》续命汤　治中风痱，身体不能自收，口不能言，冒昧不知痛处，或拘急不得转侧。姚云：与大续命同。兼治妇人产后去血者，及老人小儿。

麻黄　桂枝　当归　人参　石膏　干姜　甘草各三两　芎䓖一两　杏仁四十枚

上九味，以水一斗，煮取四升，温服一升，当小汗，薄复脊，凭几坐，汗出则愈，不汗更服，无所禁，勿当风。并治但伏不得卧，咳逆上气，面目浮肿。

《千金》三黄汤　治中风手足拘急，百节疼痛，烦热心乱，恶寒，经日不欲饮食。

麻黄五分　独活四分　细辛二分　黄芪二分　黄芩三分

上五味，以水六升，煮取二升，分温三服。一服小汗，二服大汗。心热加大黄二分，腹满加枳实一枚，气逆加人参三分，悸加牡蛎三分，渴加栝楼根三分，先有寒加附子一枚。

《近效方》术附汤　治风虚头重眩，苦极，不知食味，暖肌补中，益精气。

白术二两　附子一枚半，炮去皮　甘草一两，炙

上三味，剉，每五钱匕，姜五片，枣一枚，水盏半，煎七分，去滓温服。

崔氏八味丸　治脚气上入，少腹不仁。

干地黄_{八两}　山茱萸　薯蓣_{各四两}　泽泻　茯苓　牡丹皮_{各三两}　桂枝　附子_{炮，各一两}

上八味，末之，炼蜜和丸梧子大，酒下十五丸，日再服。

《千金方》越婢加术汤　治肉极，热则身体津脱，腠理开，汗大泄，厉风气，下焦脚弱。

麻黄_{六两}　石膏_{半斤}　生姜_{二两}　甘草_{二两}　白术_{四两}　大枣_{十五枚}

上六味，以水六升，先煮麻黄，去上沫，内诸药，煮取三升，分温三服。恶风加附子一枚，炮。

血痹虚劳病脉证并治第六
（论一首　脉证九条　方九首）

此篇主要论述血痹病和虚劳病的脉象、症候及治疗方法，两者都由气血虚损引起，故合为一篇讨论。

问曰：血痹病从何得之？师曰：夫尊荣人骨弱肌肤盛，重因疲劳汗出，卧不时动摇，加被微风遂得之。但以脉自微涩在寸口，关上小紧，宜针引阳气，令脉和、紧去则愈。

【译文】

有人问道："血痹病是怎样得的？"老师回答："那些养

尊处优的人，虽然肌肤丰满，但骨头脆弱，又稍有劳动就感到疲劳，因而出汗，睡眠时辗转难以入眠，不断翻身，再加上受到微风的入侵，就会患上血痹病。观其脉象，寸口部的脉微弱带涩，关上脉象小而紧，可以考虑用针刺法导引阳气，让脉象恢复平和，紧脉消失，这样病就会好了。"

血痹，阴阳俱微，寸口关上微，尺中小紧，外证身体不仁，如风痹状，黄芪桂枝五物汤主之。

【译文】

血痹病人，脉象无论阴阳都会表现出不足，寸口、关部的脉象微弱，尺部的脉象小而紧，外部症候表现为身体麻木不仁，同风痹病的症状很像，应用黄芪桂枝五物汤治疗。

黄芪桂枝五物汤方
黄芪三两　芍药三两　桂枝三两　生姜六两　大枣十二枚
上五味，以水六升，煮取二升，温服七合，日三服。一方有人参。

夫男子平人，脉大为劳，极虚亦为劳。

【译文】

男子从表面上看没有明显的病态，脉象大而无力的，是虚劳病，脉象很虚的，也是虚劳病。

男子面色薄者，主渴及亡血，卒喘悸，脉浮者里虚也。

【译文】

男子面色苍白不丰腴，皮肤不润泽的，主要表现应为口渴以及失血症；如果突然出现气喘心悸，脉象浮大无力，这是里虚的原因。

男子脉虚沉弦，无寒热，短气，里急，小便不利，面色白，时目瞑兼衄，少腹满，此为劳使之然。

【译文】

男子的脉象虚弱兼沉弦，不恶寒发热，有呼吸短促，少腹拘急，小便不通利，面色苍白，经常两眼昏花，鼻腔出血，少腹胀满等症状，这是虚劳病引起的。

劳之为病，其脉浮大，手足烦，春夏剧，秋冬瘥，阴寒精自出，酸削不能行。

【译文】

男子虚劳出现的症状：脉象浮大无力，手足心热，春夏两季时病情加重，秋冬季节症状消除。前阴寒冷，精液自动流出，双腿酸软消瘦，行走困难。

男子脉浮弱而涩，为无子，精气清冷一作：冷。

【译文】

男子脉象浮弱兼有涩象,是不育之症,因为精液清冷。

夫失精家,少腹弦急,阴头寒,目眩—作目眶痛发落,脉极虚芤迟,为清谷亡血失精;脉得诸芤动微紧,男子失精,女子梦交,桂枝龙骨牡蛎汤主之。

【译文】

平素有滑精的病人,少腹部疼痛,脉象弦紧而不柔和,阴茎龟头寒冷,眼睛昏花,头发脱落,脉象非常虚弱兼有芤迟,这是完谷不化、亡血、失精的脾肾亏虚的症状。如果脉象芤动微紧,男子则会患上遗精,女子患上梦交,可以用桂枝加龙骨牡蛎汤治疗。

桂枝加龙骨牡蛎汤方 《小品》云:虚弱浮热汗出者,除桂加白薇、附子各三分,故曰二加龙骨汤。

桂枝　芍药　生姜各三两　甘草二两　大枣十二枚　龙骨　牡蛎各三两

上七味,以水七升,煮取三升,分温三服。

天雄散方

天雄三两,炮　白术八两　桂六两　龙骨三两

上四味,杵为散,酒服半钱匕,日三服,不知,稍增之。

男子平人,脉虚弱细微者,喜盗汗也。

【译文】

男子从外表上看没有病,但脉象虚弱且细微的,经常在睡觉时出汗。

人年五六十,其病脉大者,痹侠背行,若肠鸣,马刀侠瘿者,皆为劳得之。

【译文】

人到五六十岁的时候,脉象大而无力的,脊背感觉麻木不仁,如果腹中肠鸣,腋下、颈部生出痈肿,大多是由虚劳引起的。

脉沉小迟,名脱气,其人疾行则喘喝,手足逆寒,腹满,甚则溏泄,食不消化也。

【译文】

脉象沉而兼有小迟,称为脱气。病人走路快了就会喘不过气,手脚冰冷,腹中胀满,严重的还会出现大便稀薄,食物难以消化。

脉弦而大,弦则为减,大则为芤,减则为寒,芤则为虚,虚寒相搏,此名为革。妇人则半产漏下,男子则亡血失精。

【译文】

脉象弦而大,弦脉重按则会衰减,大脉中空如同芤脉,弦脉主寒证,芤脉主虚证,弦芤两脉相互搏结,称为革脉。这种脉象出现在妇人身上表现为小产或漏下,出现在男子身上则为亡血或遗精。

虚劳里急,悸,衄,腹中痛,梦失精,四肢酸疼,手足烦热,咽干口燥,小建中汤主之。

【译文】

患虚劳病则会出现腹中气急难平,心悸,鼻出血,腹部疼痛,梦遗失精,四肢酸痛,手足烦热,口及咽喉干燥,可以用小建中汤治疗。

小建中汤方

桂枝三两,去皮　甘草三两,炙　大枣十二枚　芍药六两　生姜三两　胶饴一升

上六味,以水七升,煮取三升,去滓,内胶饴,更上微火消解,温服一升,日三服。呕家不可用建中汤,以甜故也。

《千金》疗男女因积冷气滞,或大病后不复常,若四肢沉重,骨肉酸疼,吸吸少气,行动喘乏,胸满气急,腰背强痛,心中虚悸,咽干唇燥,面体少色,或饮食无味,

胁肋腹胀，头重不举，多卧少起，甚者积年，轻者百日，渐致瘦弱，五藏气竭，则难可复常，六脉俱不足，虚寒乏气，少腹拘急，羸瘠百病，名曰黄芪建中汤，又有人参二两。

虚劳里急，诸不足，黄芪建中汤主之。于小建中汤内加黄芪一两半，余依上法。气短胸满者，加生姜，腹满者，去枣加茯苓一两半，及疗肺虚损不足，补气加半夏三两。

【译文】

虚劳病，腹中气急难平，阴阳气血都不足，可以用黄芪建中汤治疗。

虚劳腰痛，少腹拘急，小便不利者，八味肾气丸主之。方见妇人杂病中。

【译文】

虚劳病，腰部疼痛，少腹拘急难以松弛，小便不通利，可以用八味肾气丸治疗。

虚劳诸不足，风气百疾，薯蓣丸主之。

【译文】

虚劳病，阴阳气血都不足，风邪百病，可以用薯蓣丸治疗。

薯蓣丸方

薯蓣三十分　当归　桂枝　麹　干地黄　豆黄卷各十分　甘草二十八分　人参七分　芎䓖　芍药　白术　麦门冬　杏仁各六分　柴胡　桔梗　茯苓各五分　阿胶七分　干姜三分　白蔹二分　防风六分　大枣百枚，为膏

上二十一味，末之，炼蜜和丸如弹子大，空腹酒服一丸，一百丸为剂。

虚劳虚烦不得眠，酸枣汤主之。

【译文】

患虚劳病，心中烦乱不安，不能睡好觉的，可以用酸枣汤来治疗。

酸枣汤方

酸枣仁二升　甘草一两　知母二两　茯苓二两　芎䓖二两，《深师》有生姜二两

上五味，以水八升，煮酸枣仁得六升，内诸药煮取三升，分温三服。

五劳虚极，羸瘦腹满，不能饮食，食伤、忧伤、饮伤、房室伤、饥伤、劳伤、经络荣卫气伤，内有干血，肌肤甲错，两目黯黑，缓中补虚，大黄䗪虫丸主之。

【译文】

因为五劳而出现身体极虚,腹部胀满,不能饮食,这是因为过食而伤、忧思难解而伤、饮酒过度而伤、房事不节制而伤、过分饥饿而伤,使得经络和荣卫之气受到伤害,体内出现瘀血,皮肤粗糙如错,眼眶周围呈现黯淡的黑色。治疗适宜缓中补虚,可以用大黄䗪虫丸来进行治疗。

大黄䗪虫丸方

大黄十分,蒸 黄芩二两 甘草三两 桃仁一升 杏仁一升 芍药四两 干地黄十两 干漆一两 虻虫一升 水蛭百枚 蛴螬一升 䗪虫半升

上十二味,末之,炼蜜和丸小豆大,酒饮服五丸,日三服。

附方

《千金翼》炙甘草汤一云:复脉汤 治虚劳不足,汗出而闷,脉结悸,行动如常,不出百日,危急者十一日死。

甘草四两,炙 桂枝 生姜各三两 麦门冬半升 麻仁半升 人参阿胶各二两 大枣三十枚 生地黄一升

上九味,以酒七升,水八升,先煮八味,取三升,去滓,内胶消尽,温服一升,日三服。

《肘后》獭肝散 治冷劳,又主鬼疰一门相染。

獭肝一具,炙干末之,水服方寸匕,日三服。

肺痿肺痈咳嗽上气病脉证治第七

（论三首　脉证四条　方十五首）

此篇主要论述肺痿病、肺痈病和咳嗽上气病三种疾病的脉象、症候及治疗方法，因其发病部位都在肺脏，有咳嗽的病症，所以合为一篇论述。

问曰：热在上焦者，因咳为肺痿，肺痿之病，从何得之？师曰：或从汗出，或从呕吐，或从消渴，小便利数，或从便难，又被快药下利，重亡津液，故得之。曰：寸口脉数，其人咳，口中反有浊唾涎沫者何？师曰：为肺痿之病。若口中辟辟燥，咳即胸中隐隐痛，脉反滑数，此为肺痈，咳唾脓血。脉数虚者为肺痿，数实者为肺痈。

【译文】

有人问道："热邪在上焦部的胸肺会引起咳嗽，日久就会形成肺痿病，肺痿病是什么原因引起的呢？"老师回答："或是因为出汗太多，或是因为呕吐，或是因为消渴病小便利数，或是因为大便干结，又用峻泻药攻下导致腹泻，津液被严重消耗，才得上这个病的。"又问道："寸口脉象为数，病人咳嗽，口中反有浓痰涎沫，这是什么原因呢？"老师回答："这是肺痿病。如果口中干燥，津液极少，咳而无痰，咳嗽时胸部隐隐作痛，脉象反而出现滑数，这就是肺痈病。咳嗽吐出脓血，脉象数而虚的是肺痿，脉象数而实的是肺痈。"

问曰：病咳逆，脉之，何以知此为肺痈？当有脓血，吐之则死，其脉何类？师曰：寸口脉微而数，微则为风，数则为热；微则汗出，数则恶寒。风中于卫，呼气不入；热过于荣，吸而不出；风伤皮毛，热伤血脉；风舍于肺，其人则咳，口干喘满，咽燥不渴，多唾浊沫，时时振寒。热之所过，血为之凝滞，蓄结痈脓，吐如米粥。始萌可救，脓成则死。

【译文】

有人问道："病人咳嗽气上逆，诊脉怎样知道这就是肺痈病呢？如果有脓血，用吐法就会死，那么它的脉象又是怎样的呢？"老师回答："寸口脉象微而数，产生微脉是因为风邪，产生数脉是因为有热；脉微则会出汗，脉数则会害怕寒冷。风邪刚开始伤害卫分时，仍然可以随着呼气排出体外；热邪刚开始进入荣分时，则会随着吸气深入体内难以排出；风邪往往伤害皮毛，热邪往往伤害血脉；风邪停留在肺部，就会让病人咳嗽不停，口中干燥，气喘，胸中憋闷，咽喉干燥不渴，多会吐出浓痰或涎沫，偶尔会打寒战。热邪进一步到达营血，导致血液停滞，积蓄成痈脓，吐出如米粥一样的腥臭脓痰。病发开始还能治疗，等到形成痈脓的时候，治疗就困难了。"

上气，面浮肿，肩息，其脉浮大，不治；又加利，尤甚。

【译文】

气上逆，面部浮肿，呼吸极度困难，脉象浮大，这就是难以医治的病证；再加上下利不止，病情更加严重。

上气，喘而躁者，属肺胀，欲作风水，发汗则愈。

【译文】

气上逆呼吸时感到心胸烦躁的，属于肺胀的病证，可能发展为风水病，用发汗的方法治疗，就可以治愈。

肺痿，吐涎沫而不咳者，其人不渴，必遗尿、小便数。所以然者，以上虚不能制下故也。此为肺中冷，必眩，多涎唾，甘草干姜汤以温之。若服汤已渴者，属消渴。

【译文】

患上肺痿病的病人口吐涎沫，也不咳嗽的，口中不觉得干渴，一定伴随着遗尿、小便频数的症状。之所以出现这些症状，是因为上焦虚弱，难以制约下焦膀胱。这是因为肺中寒冷，病人头晕目眩、多吐出稀涎，可以用甘草干姜汤来温暖肺脏。如果服用此汤后出现口渴症状的，属于消渴病。

甘草干姜汤方

甘草四两，炙　干姜二两，炮

上㕮咀，以水三升，煮取一升五合，去滓，分温再服。

咳而上气，喉中水鸡声，射干麻黄汤主之。

【译文】

咳嗽并且气上逆的病人，喉咙中痰鸣犹如田鸡的叫声，可以用射干麻黄汤治疗。

射干麻黄汤方

射干十三枚，一法三两　麻黄四两　生姜四两　细辛　紫菀　款冬花各三两　五味子半斤　大枣七枚　半夏大者洗，八枚，一法半升

上九味，以水一斗二升，先煮麻黄两沸，去上沫，内诸药煮取三升，分温三服。

咳逆上气，时时唾浊，但坐不得眠，皂荚丸主之。

【译文】

咳嗽并且气上逆，不时吐出浓痰，只能坐着却不能平躺的，可以用皂荚丸治疗。

皂荚丸方

皂荚八两，刮去皮，用酥炙

上一味，末之，蜜丸梧子大，以枣膏和汤服三丸，日三、夜一服。

咳而脉浮者，厚朴麻黄汤主之。

【译文】

咳嗽而脉象浮的，可以用厚朴麻黄汤治疗。

厚朴麻黄汤方

厚朴五两　麻黄四两　石膏如鸡子大　杏仁半升　半夏半升　干姜二两　细辛二两　小麦一升　五味子半升

上九味，以水一斗二升，先煮小麦熟，去滓，内诸药煮取三升，温服一升，日三服。

脉沉者，泽漆汤主之。

【译文】

脉象沉的，可以用泽漆汤治疗。

泽漆汤方

半夏半升　紫参五两，一作紫菀　泽漆三斤，以东流水五斗煮取一斗五升　生姜五两　白前五两　甘草　黄芩　人参　桂枝各三两上九味，咬咀，内泽漆汁中煮取五升，温服五合，至夜尽。

大逆上气，咽喉不利，止逆下气者，麦门冬汤主之。

【译文】

咳喘气上逆，咽喉干燥无法保持爽快通利，可以用止逆下气法治疗，用麦门冬汤主治。

麦门冬汤方
麦门冬七升　半夏一升　人参二两　甘草二两　粳米三合　大枣十二枚

上六味，以水一斗二升，煮取六升，温服一升，日三、夜一服。

肺痈，喘不得卧，葶苈大枣泻肺汤主之。

【译文】

患肺痈病的病人，气喘不能平躺，可以用葶苈大枣泻肺汤治疗。

葶苈大枣泻肺汤方
葶苈熬令黄色，捣丸如弹子大　大枣十二枚

上先以水三升，煮枣取二升，去枣内葶苈，煮取一升，顿服。

咳而胸满,振寒,脉数,咽干不渴,时出浊唾腥臭,久久吐脓如米粥者,为肺痈,桔梗汤主之。

【译文】

咳嗽而胸部胀满,身上打寒战,脉象数,咽喉干燥却不觉得口渴,时常吐出黏稠腥臭的脓痰,时间长久后吐出米粥样的脓痰,是肺痈病,可以用桔梗汤治疗。

桔梗汤方 亦治血痹
桔梗一两　甘草二两
上二味,以水三升,煮取一升,分温再服,则吐脓血也。

咳而上气,此为肺胀,其人喘,目如脱状,脉浮大者,越婢加半夏汤主之。

【译文】

咳嗽气上逆,这是肺胀病。病人喘息,两眼突出如同要脱出眼眶一般,脉象浮大的,可以用越婢加半夏汤治疗。

越婢加半夏汤方
麻黄六两　石膏半斤　生姜三两　大枣十五枚　甘草二两
半夏半升
上六味,以水六升先煮麻黄,去上沫,内诸药,煮取三升,分温三服。

肺胀，咳而上气，烦躁而喘，脉浮者，心下有水，小青龙加石膏汤主之。

【译文】

患有肺胀病的病人，出现咳嗽并且气上逆，烦躁而喘气短促，脉象浮的，是因为心下有水饮停留，可以用小青龙加石膏汤治疗。

小青龙加石膏汤方《千金》证治同，外更加胁下痛引缺盆。
麻黄　芍药　桂枝　细辛　甘草　干姜各三两　五味子　半夏各半升　石膏二两
上九味，以水一斗，先煮麻黄，去上沫，内诸药，煮取三升，强人服一升，羸者减之，日三服，小儿服四合。

附方

《外台》炙甘草汤　治肺痿涎唾多，心中温温液液者。方见虚劳中。

《千金》甘草汤
甘草
上一味，以水三升煮减半，分温三服。

《千金》生姜甘草汤　治肺痿咳唾，涎沫不止，咽燥而渴。
生姜五两　人参三两　甘草四两　大枣十五枚
上四味，以水七升，煮取三升，分温三服。

《千金》桂枝去芍药加皂荚汤　治肺痿吐涎沫。

桂枝　生姜各三两　甘草二两　大枣十枚　皂荚一枚，去皮子，炙焦

上五味，以水七升，微微火煮取三升，分温三服。

《外台》桔梗白散　治咳而胸满，振寒，脉数，咽干不渴，时出浊唾腥臭，久久吐脓如米粥者，为肺痈。

桔梗　贝母各三分　巴豆一分，去皮，熬研如脂

上三味，为散，强人饮服半钱匕，羸者减之。病在膈上者，吐脓血；膈下者泻出；若下多不止，饮冷水一杯则定。

《千金》苇茎汤　治咳有微热，烦满，胸中甲错，是为肺痈。

苇茎二升　薏苡仁半升　桃仁五十枚　瓜瓣半升

上四味，以水一斗，先煮苇茎得五升，去滓，内诸药，煮取二升，服一升，再服，当吐如脓。

肺痈胸满胀，一身面目浮肿，鼻塞清涕出，不闻香臭酸辛，咳逆上气，喘鸣迫塞，葶苈大枣泻肺汤主之。方见上。三日一剂，可至三四剂，此先服小青龙汤一剂乃进，小青龙方见咳嗽门中。

【译文】

患有肺痈病的病人，出现胸部胀满的感觉，全身和面目浮肿，鼻塞，流清稀的鼻涕，闻不到香臭酸辛的气味，咳嗽气逆，喘促痰鸣，喉中总有痰涎壅塞不利等症状，可以用葶苈大枣泻肺汤治疗。

奔豚气病脉证治第八
（论二首　方三首）

　　此篇专门论述奔豚气病的脉象、症候及治法。患奔豚气病的病人，感觉气从少腹冲上咽喉，难以忍受。

　　师曰：病有奔豚，有吐脓，有惊怖，有火邪，此四部病，皆从惊发得之。

【译文】

　　老师说："疾病之中有奔豚、吐脓、惊怖、火邪四种病，这些都是因为惊恐而使精神受到刺激得的。"

　　师曰：奔豚病从少腹起，上冲咽喉，发作欲死，复还止，皆从惊恐得之。

【译文】

　　老师说："奔豚病发病时，病人感觉有气从少腹部位向上冲到咽喉，发作时好像就要死去，恢复后又和平常人一样，这种病是由惊恐等精神刺激引起的。"

　　奔豚，气上冲胸，腹痛，往来寒热，奔豚汤主之。

【译文】

奔豚病，发作时感觉有气向上冲到胸部，腹部疼痛，恶寒与发热交替出现，可以用奔豚汤治疗。

奔豚汤方
甘草　芎䓖　当归各二两　半夏四两　黄芩二两　生葛五两　芍药二两　生姜四两　甘李根白皮一升
上九味，以水二斗，煮取五升，温服一升，日三、夜一服。

发汗后，烧针令其汗，针处被寒，核起而赤者，必发奔豚，气从少腹上至心，灸其核上各一壮，与桂枝加桂汤主之。

【译文】

用发汗的方法治疗后，病没有治好，再用烧针法使病人发汗，使其针刺的部位被寒邪侵袭，出现核状块并红肿的，将要发生奔豚病，气从少腹部位向上冲到心胸部位，治疗应该在核状红色肿块上各灸一壮，并且内服桂枝加桂汤。

桂枝加桂汤方
桂枝五两　芍药三两　甘草二两，炙　生姜三两　大枣十二枚
上五味，以水七升，微火煮取三升，去滓，温服一升。

发汗后，脐下悸者，欲作奔豚，茯苓桂枝甘草大枣汤主之。

【译文】

发汗之后，病人肚脐下有跳动感觉的，这是将要发生奔豚病的征兆，可以用茯苓桂枝甘草大枣汤治疗。

茯苓桂枝甘草大枣汤方

茯苓半斤　甘草二两，炙　大枣十五枚　桂枝四两

上四味，以甘澜水一斗，先煮茯苓，减二升，内诸药，煮取三升，去滓，温服一升，日三服。甘澜水法，取水二斗置大盆内，以杓扬之，水上有珠子五六千颗相逐，取用之。

胸痹心痛短气病脉证治第九
（论一首　证一首　方十首）

此篇论述胸痹、心痛的脉象及症候、治法，因二者发病部位相近而合为一篇。

师曰：夫脉当取太过不及，阳微阴弦，即胸痹而痛，所以然者，责其极虚也。今阳虚知在上焦，所以胸痹心痛者，以其阴弦故也。

【译文】

老师说:"诊脉时应当注意它的太过与不及,如果关前寸口脉象微,关后尺脉弦,这就是胸中痞塞并且疼痛的病证,之所以会这样,是因为上焦阳气不足,阴邪下盛,所以产生胸痹、心痛等病证。"

平人,无寒热,短气不足以息者,实也。

【译文】

外表看起来健康的人,虽然没有恶寒发热等症状,但突然出现气急短促、呼吸不通畅的,这是实证。

胸痹之病,喘息咳唾,胸背痛,短气,寸口脉沉而迟,关上小紧数,栝楼薤白白酒汤主之。

【译文】

胸痹病,其症状表现为喘息、咳嗽、吐痰涎,胸背部疼痛,气短,寸口脉象沉且迟,关部脉象小紧而数的,可以用栝楼薤白白酒汤治疗。

栝楼薤白白酒汤方
栝楼实一枚,捣　薤白半升　白酒七升
上三味,同煮取二升,分温再服。

胸痹，不得卧，心痛彻背者，栝楼薤白半夏汤主之。

【译文】

患胸痹病的病人，不能平躺，心胸部位牵连到背部疼痛的，可以用栝楼薤白半夏汤治疗。

栝楼薤白半夏汤方
栝楼实一枚，捣　薤白三两　半夏半斤　白酒一斗
上四味，同煮取四升，温服一升，日三服。

胸痹，心中痞气，气结在胸，胸满，胁下逆抢心，枳实薤白桂枝汤主之，人参汤亦主之。

【译文】

胸痹病，其症状表现为心中痞满，有气郁结在胸中。胸部满闷，胁下气上逆冲到心胸部位，可以用枳实薤白桂枝汤治疗，也可以用人参汤治疗。

枳实薤白桂枝汤方
枳实四枚　厚朴四两　薤白半斤　桂枝一两　栝楼实一枚，捣
上五味，以水五升，先煮枳实、厚朴，取二升，去滓，内诸药，煮数沸，分温三服。

人参汤方
人参　甘草　干姜　白术各三两

上四味，以水八升，煮取三升，温服一升，日三服。

胸痹，胸中气塞、短气，茯苓杏仁甘草汤主之，橘枳姜汤亦主之。

【译文】

胸痹病，出现心胸部位憋闷不舒，气短的症状，可以用茯苓杏仁甘草汤治疗，也可以用橘枳姜汤治疗。

茯苓杏仁甘草汤方

茯苓三两　杏仁五十个　甘草一两

上三味，以水一斗，煮取五升，温服一升，日三服。不差更服。

橘皮枳实生姜汤方

橘皮一斤　枳实三两　生姜半斤

上三味，以水五升，煮取二升，分温再服。《肘后》《千金》云：治胸痹，胸中愊愊如满，噎塞习习如痒，喉中涩燥唾沫。

胸痹缓急者，薏苡附子散主之。

【译文】

胸痹病病情急迫的，可以用薏苡附子散治疗。

薏苡附子散方

薏苡仁十五两　大附子十枚，炮

上二味，杵为散，服方寸匕，日三服。

心中痞，诸逆心悬痛，桂枝生姜枳实汤主之。

【译文】

心窝部位痞满，在心下留滞水饮或寒邪向上冲逆，使得心窝部从下向上牵引疼痛，可以用桂枝生姜枳实汤治疗。

桂枝生姜枳实汤方

桂枝　生姜各三两　枳实五枚

上三味，以水六升，煮取三升，分温三服。

心痛彻背，背痛彻心，乌头赤石脂丸主之。

【译文】

前心部位疼痛一直到达背部，或者从后背部牵连到前心部分的，可以用乌头赤石脂丸治疗。

乌头赤石脂丸方

蜀椒一两，一法二分　乌头一分，炮　附子半两，炮，一法一分　干姜一两，一法一分　赤石脂一两，一法二分

上五味，末之，蜜丸如梧子大，先食服一丸，日三服，

不知，稍加服。

九痛丸　治九种心痛。

附子三两，炮　生狼牙一两，炙香　巴豆一两，去皮心，熬研如脂　人参干姜　吴茱萸各一两

上六味，末之，炼蜜丸如梧子大，酒下，强人初服三丸，日三服；弱者二丸。兼治卒中恶，腹胀痛，口不能言。又治连年积冷，流注心胸痛，并冷冲上气，落马坠车血疾等，皆主之。忌口如常法。

腹满寒疝宿食病脉证治第十
（论一首　脉证十六条　方十三首）

此篇主要论述腹满、寒疝、宿食三种疾病的脉象、症候及治法。因为此三者都有腹部胀满或疼痛的症状，药方也有可以相互借用之处，所以合为一篇讨论。

趺阳脉微弦，法当腹满，不满者必便难，两胠疼痛，此虚寒从下上也，当以温药服之。

【译文】

趺阳部位的脉象微而弦，按理应当出现腹部胀满的症状，如果腹部没有出现胀满的现象，一定会出现大便困难，腋下两侧、腰部以上部位疼痛，这是虚寒之气从下焦向上冲逆的结果，应当使用温热性质的药物来治疗。

病者腹满，按之不痛为虚，痛者为实，可下之。舌黄未下者，下之黄自去。

【译文】

病人出现腹部胀满的症状，按压腹部感觉不到疼痛的是虚证，按压腹部感觉到疼痛的是实证。是实证可以用泻下法治疗。舌苔颜色发黄的，使用泻下法，黄苔就会自然消退。

腹满时减，复如故，此为寒，当与温药。

【译文】

腹部胀满有时减轻，旋即又胀满的，是寒证，应当用温性的药物来治疗。

病者痿黄，躁而不渴，胸中寒实而利不止者，死。

【译文】

病人面色枯黄，烦躁却不觉得口渴，阴寒实邪在胸中聚结，而又下利不止的，这是危急的病证。

寸口脉弦者，即胁下拘急而痛，其人啬啬恶寒也。

【译文】

寸口脉象弦的，则会出现两胁下拘急疼痛，同时伴有畏寒怕冷的症状。

夫中寒家喜欠，其人清涕出，发热色和者，善嚏。

【译文】

身体容易感受寒邪的人，经常打哈欠；病人鼻流清涕，发热但面色正常，经常爱打喷嚏。

中寒，其人下利，以里虚也，欲嚏不能，此人肚中寒。一云痛。

【译文】

如果寒邪直中于里，发生腹泻，这是里虚所致；想打喷嚏又打不出，则是腹中受寒的缘故。

夫瘦人绕脐痛，必有风冷，谷气不行，而反下之，其气必冲，不冲者，心下则痞。

【译文】

但凡身体瘦弱的人，肚脐周围疼痛，一定是因为感受了风邪，因而谷食不能消化，大便不能通利。假如用苦寒泻下法通下，就会伤害下焦的阳气，无法制住阴气，下焦的阴寒之气就会向上冲逆，心下部位就会出现痞满的症状。

病腹满，发热十日，脉浮而数，饮食如故，厚朴七物汤主之。

【译文】

病人感觉腹部胀满，同时发热十天，脉象浮而数，饮食同往常一样的，可以用厚朴七物汤治疗。

厚朴七物汤方

厚朴半斤　甘草　大黄各三两　大枣十枚　枳实五枚　桂枝二两　生姜五两

上七味，以水一斗，煮取四升，温服八合，日三服。呕者加半夏五合，下利去大黄，寒多者加生姜至半斤。

腹中寒气，雷鸣切痛，胸胁逆满，呕吐，附子粳米汤主之。

【译文】

腹部有寒气，从而导致肠鸣腹痛，胸胁胀满，并且伴有呕吐的，可以用附子粳米汤治疗。

附子粳米汤方

附子一枚，炮　半夏半升　甘草一两　大枣十枚　粳米半升

上五味，以水八升，煮米熟汤成，去滓，温服一升，日三服。

痛而闭者,厚朴三物汤主之。

【译文】

腹部疼痛并且大便秘结不利的,可以用厚朴三物汤治疗。

厚朴三物汤方
厚朴八两　大黄四两　枳实五枚
上三味,以水一斗二升,先煮二味,取五升,内大黄煮取三升,温服一升,以利为度。

按之心下满痛者,此为实也,当下之,宜大柴胡汤。

【译文】

用手按心下胃脘部位,有胀满疼痛感觉的,这就是实证,应当采用攻下法治疗,适合用大柴胡汤治疗。

大柴胡汤方
柴胡半斤　黄芩三两　芍药三两　半夏半升,洗　枳实四枚,炙　大黄二两　大枣十二枚　生姜五两
上八味,以水一斗二升,煮取六升,去滓,再煎。温服一升,日三服。

腹满不减,减不足言,当须下之,宜大承气汤。

【译文】

腹部胀满的症状没有减轻,即便稍有减轻也不值得说的,应当使用泻下法,应该用大承气汤治疗。

大承气汤方见前痉病中

心胸中大寒痛,呕不能饮食,腹中寒,上冲皮起,出见有头足,上下痛而不可触近,大建中汤主之。

【译文】

病人心下以及胸肋部位寒邪很重,并且出现剧烈疼痛、呕吐不能饮食,如果腹中的寒气向上冲逆,使得肚皮鼓起,出现头足样的肿块,上下都感觉疼痛,不能用手触摸的,可以用大建中汤治疗。

大建中汤方

蜀椒二合,去汗　干姜四两　人参二两

上三味,以水四升,煮取二升,去滓,内胶饴一升,微火煎取一升半,分温再服,如一炊顷,可饮粥二升,后更服,当一日食糜,温复之。

胁下偏痛,发热,其脉紧弦,此寒也,以温药下之,宜大黄附子汤。

【译文】

　　病人两胁下部胀满疼痛,同时伴有发热、脉象紧弦的症状,这是寒实之证,应当使用温热性质的药物来治疗,适宜用大黄附子汤治疗。

　　大黄附子汤方
　　大黄三两　　附子三枚,炮　　细辛二两
　　上三味,以水五升,煮取二升,分温三服。若强人煮取二升半,分温三服,服后如人行四五里,进一服。

　　寒气厥逆,赤丸主之。

【译文】

　　因为体内有阴寒之气而出现四肢厥冷的,可以用赤丸治疗。

　　赤丸方
　　茯苓四两　　半夏四两洗,一方用桂　　乌头二两,炮　　细辛一两,《千金》作人参
　　上四味,末之,内真朱为色,炼蜜丸如麻子大,先食酒饮下三丸,日再夜一服,不知,稍增之,以知为度。

　　腹痛,脉弦而紧,弦则卫气不行,即恶寒;紧则不欲食,邪正相搏,即为寒疝。寒疝绕脐痛,若发则白津出,

手足厥冷，其脉沉紧者，大乌头煎主之。

【译文】

病人腹中疼痛，脉象弦而紧，弦脉是因为卫气不行，因而惧怕寒冷；紧脉是因为胃中有寒，所以不想吃东西，寒邪与正气相互搏结，发展为寒疝病。寒疝病的病状是肚脐周围疼痛，发作时伴有冷汗流出，手脚厥逆寒冷，脉象沉的，可以用大乌头煎治疗。

大乌头煎方

乌头大者五枚，熬，去皮，不咬咀

上以水三升，煮取一升，去滓，内蜜二升，煎令水气尽，取二升，强人服七合，弱人服五合。不差，明日更服，不可一日再服。

寒疝，腹中痛及胁痛里急者，当归生姜羊肉汤主之。

【译文】

患寒疝病的病人，腹中疼痛拘急，牵扯到两胁下方疼痛的，可以用当归生姜羊肉汤治疗。

当归生姜羊肉汤方

当归三两　生姜五两　羊肉一斤

上三味，以水八升，煮取三升，温服七合，日三服。

若寒多者，加生姜成一斤；痛多而呕者，加橘皮二两，白术一两。加生姜者，亦加水五升，煮取三升二合服之。

寒疝，腹中痛，逆冷，手足不仁，若身疼痛，灸刺诸药不能治，抵当乌头桂枝汤主之。

【译文】

患有寒疝病的病人，腹部疼痛，四肢逆冷，手脚麻木不仁，再加上全身疼痛的症状，用艾灸、针刺及一般药物无法治疗的，可以用乌头桂枝汤治疗。

乌头桂枝汤方

乌头

上一味，以蜜二斤，煎减半，去滓，以桂枝汤五合解之，令得一升后，初服二合，不知，即服三合，又不知，复加至五合。其知者如醉状，得吐者为中病。

桂枝汤方

桂枝三两，去皮　芍药三两　甘草二两，炙　生姜三两　大枣十二枚

上五味，剉，以水七升，微火煮取三升，去滓。

其脉数而紧，乃弦，状如弓弦，按之不移。脉数弦者，当下其寒；脉紧大而迟者，必心下坚；脉大而紧者，阳中有阴，可下之。

【译文】

　　病人脉数而紧的，这是弦脉，脉形如同张开的弓弦，用手按压挺直不移。脉数而弦的，应当用温下法除去积聚的寒邪；脉紧大而迟的，多会出现心下胃脘部坚硬的症状；脉大而紧的，这是因为阳中有阴，可用攻下法治疗。

　　附方
　　《外台》乌头汤　治寒疝腹中绞痛，贼风入攻五脏，拘急不得转侧，发作有时，使人阴缩，手足厥逆。方见上。
　　《外台》柴胡桂枝汤方　治心腹卒中痛者。
　　柴胡四两　黄芩　人参　芍药　桂枝　生姜各一两半　甘草一两　半夏二合半　大枣六枚
　　上九味，以水六升，煮取三升，温服一升，日三服。
　　《外台》走马汤　治中恶心痛腹胀，大便不通。
　　巴豆二枚，去皮心熬　杏仁二枚
　　上二味，以绵缠捶令碎，热汤二合，捻取白汁，饮之当下，老小量之。通治飞尸鬼击病。

　　问曰：人病有宿食，何以别之？师曰：寸口脉浮而大，按之反涩，尺中亦微而涩，故知有宿食，大承气汤主之。

【译文】

　　有人问道："有人患上宿食内停的病，凭借什么来进行辨别呢?"老师说:"寸口脉象浮而大,重压时反而出现脉涩的现象,尺部脉微而涩,所以知道病人体内有宿食积聚,可以用大承气汤治疗。"

脉数而滑者实也,此有宿食,下之愈,宜大承气汤。

【译文】

病人脉象数而滑的,是实证,这是因为宿食内积,可以用攻下法治愈,适宜用大承气汤治疗。

下利不欲食者,有宿食也,当下之,宜大承气汤。

【译文】

病人腹泻,不想吃东西,是因为有宿食内停,应当采用攻下法治疗,适宜用大承气汤治疗。

大承气汤方见前痉病中

宿食在上脘,当吐之,宜瓜蒂散。

【译文】

宿食积聚在上脘的,应当用催吐的方法治疗,适宜用瓜蒂散。

瓜蒂散方

瓜蒂一分，熬黄　　赤小豆一分，煮

上二味，杵为散，以香豉七合煮取汁，和散一钱匕，温服之，不吐者，少加之，以快吐为度而止。亡血及虚者，不可与之。

脉紧如转索无常者，有宿食也。

【译文】

病人寸口脉象紧，如同转动绳索那样变幻无常，这是内有宿食的症状。

脉紧，头痛风寒，腹中有宿食不化也。一云：寸口脉紧。

【译文】

病人寸口脉紧，出现头痛症状，同外感风寒的症状相似，这是因为病人腹中有宿食积滞不化。

卷中

五脏风寒积聚病脉证并治第十一
（论二首　脉证十七条　方二首）

此篇主要论述五脏中风中寒、真脏脉、五脏病、三焦病，以及脏腑积聚等的脉象、症候及治法，此中的中风、中寒并非太阳病的外感之病，同历节病篇中引起半身不遂的中风也有别。

肺中风者，口燥而喘，身运而重，冒而肿胀。

【译文】

肺脏中风的病人，其症状表现为口中干燥，呼吸急促，身体晃动并且感到沉重，头昏，身体肿胀。

肺中寒，吐浊涕。

【译文】

肺脏感受到寒邪的病人，其症状表现为口吐黏痰和唾液。

肺死藏，浮之虚，按之弱如葱叶，下无根者死。

【译文】

肺病危急的脉象，轻按感到虚弱无力，重按就感到软弱中空如同葱叶，如果重按无根的，是死证。

肝中风者，头目瞤，两胁痛，行常伛，令人嗜甘。

【译文】

肝脏中风的病人，其症状表现为头及眼部眩晕，两胁疼痛，走路时大多会驼背弯腰，爱吃甜味的东西。

肝中寒者，两臂不举，舌本燥，喜太息，胸中痛，不得转侧，食则吐而汗出也《脉经》《千金》云：时盗汗咳，食已吐其汁。

【译文】

肝脏感受寒邪的病人，两只手臂难以抬举，舌根干燥，经常叹气，胸中疼痛，身体不能灵活转动，吃了东西就会呕吐，同时伴有出汗的症状。

肝死藏，浮之弱，按之如索不来，或曲如蛇行者死。

【译文】

肝部患病危急的脉象,轻取则柔弱无力,重按就仿佛绳索断绝,不能复来,或者出现脉象曲折如同蛇爬行的,是病情危急的征象。

肝著,其人常欲蹈其胸上,先未苦时,但欲饮热,旋覆花汤主之臣亿等校诸本旋覆花汤,皆同。

【译文】

患肝病的人,时常想让别人捣捶他的胸部,在没有发作的时候,只想喝热汤热水,可以用旋覆花汤治疗。

心中风者,翕翕发热,不能起,心中饥,食即呕吐。

【译文】

心中风的病人,身上发热如同火烧一样,乏力倦怠,肚子有饥饿感,但进食后就会呕吐。

心中寒者,其人苦病心如啖蒜状,剧者心痛彻背,背痛彻心,譬如蛊注,其脉浮者,自吐乃愈。

【译文】

心上感受寒邪的病人,心中灼辣烦乱,如同吃了蒜齑一样，病情严重的，心痛牵连到背部，背痛牵连到心胸，疼痛如同蛊虫啃咬一般。脉象浮的，没有服药自己就可以呕吐出来，病就会好。

心伤者，其人劳倦即头面赤而下重，心中痛而自烦发热，当脐跳，其脉弦，此为心藏伤所致也。

【译文】

心脏有损伤的病人，一旦稍有劳动疲倦，头和面部就会发红，并且下部沉重，心中疼痛并且感觉心烦不安，发热，肚脐周围有跳动感，病人脉弦，这是由心脏受伤引起的。

心死藏，浮之实，如丸豆，按之益躁疾者死。

【译文】

心脏病危急的脉象，轻按则脉实，如同麻豆滚动一般，重按则感到躁动、跳动加快，这是病情危重的征象。

邪哭使魂魄不安者，血气少也。血气少者，属于心，心气虚者，其人则畏，合目欲眠，梦远行而精神离散，魂魄妄行。阴气衰者为癫，阳气衰者为狂。

【译文】

病人悲伤哭泣，如同邪鬼作怪一般，使得心神不安定，这是因为气血虚损。血气亏少是属于心的疾病，心气虚弱的病人，就会感到恐惧，闭上眼睛就想睡觉，会梦见自己走得很远，精神分散，魂魄难以收摄。如果阴气衰弱就会成为癫病，阳气衰弱就会形成狂病。

脾中风者，翕翕发热，形如醉人，腹中烦重，皮目瞤瞤而短气。

【译文】

脾脏感受风邪的病人，身上如同火烧一般发热，面红四肢发软如同醉酒之人一般，腹部烦躁沉重，眼皮跳动而呼吸短促。

脾死藏，浮之大坚，按之如复杯，洁洁状如摇者死。
臣亿等详五藏各有中风中寒，今脾只载中风，肾中风、中寒俱不载者，以古文简乱极多，去古既远，无文可以补缀也。

【译文】

脾病危急的脉象，轻按则脉大而坚，重按则外实内虚，仿佛一束捆绑得非常紧的麻绳一样动摇不定，这是病情危急的征象。

趺阳脉浮而涩，浮则胃气强，涩则小便数，浮涩相搏，大便则坚，其脾为约，麻子仁丸主之。

【译文】

病人趺阳部的脉象浮而涩,浮脉是因为胃气亢盛,阳热蕴于其中;涩脉则小便频数。浮脉与涩脉相互博结,大便就会坚硬,这是脾脏被胃气制约的症状,可以用麻子仁丸治疗。

麻子仁丸方

麻子仁二升　芍药半斤　枳实一斤　大黄一斤　厚朴一尺　杏仁一升

上六味,末之,炼蜜和丸梧子大,饮服十丸,日三,以知为度。

肾著之病,其人身体重,腰中冷,如坐水中,形如水状,反不渴,小便自利,饮食如故,病属下焦,身劳汗出,衣一作表里冷湿,久久得之,腰以下冷痛,腹重如带五千钱,甘姜苓术汤主之。

【译文】

患肾病的人,感到全身沉重,腰间寒冷,如同在凉水中洗浴一样,但口不渴,小便通利,饮食同平常一样没有变化。病位属于下焦,多因为身体劳累出汗较多,衣服里面又冷又湿,长期如此就会得上这种病。腰部以下感觉寒冷疼痛,腹部沉重如同携带了五千个铜钱似的,可以用甘姜苓术汤治疗。

甘草干姜茯苓白术汤方

甘草　白术各二两　干姜　茯苓各四两

上四味，以水五升，煮取三升，分温三服，腰中即温。

肾死藏，浮之坚，按之乱如转丸，益下入尺中者，死。

【译文】

肾病危急的脉象，轻按则紧绷坚实，重按则感觉紊乱躁动如同弹丸一般转动，如果在尺部见到这种脉象，则是病情危急之象。

问曰：三焦竭部，上焦竭善噫，何谓也？师曰：上焦受中焦气，未和，不能消谷，故能噫耳；下焦竭，即遗溺失便。其气不和，不能自禁制，不须治，久则愈。

【译文】

有人问道："三焦各司其职，上焦心肺功能衰退的人，经常嗳气，这是为什么呢？"老师回答道："上焦禀受水谷精微的中焦之气，中焦受寒，气机不合，难以消化食物，所以出现嗳气；下焦脏腑受寒，就会出现遗尿或大小便失禁的症状，这是因为下焦之气不和，难以自行固摄约制，对于经常嗳气的病人来说，不需要特殊治疗，日久自会痊愈。"

师曰：热在上焦者，因咳为肺痿；热在中焦者，则为坚；热在下焦者，则尿血，亦令淋秘不通。大肠有寒者，多鹜溏；有热者，便肠垢；小肠有寒者，其人下重便血，有热者必痔。

【译文】

老师说："热邪在上焦部位的人，会因为咳嗽日久伤肺导致患上肺痿病；热邪在中焦，就会表现为大便坚硬；热邪在下焦，就会出现尿血的症状，也会让人小便淋涩不畅。大肠有寒，则大便会稀溏如鸭粪一般；大肠有热，大便中会出现脓血。小肠有寒，病人的肛门会重坠，大便出血；小肠有热，大多会患上痔疮。"

问曰：病有积、有聚、有䅽气，何谓也？师曰：积者藏病也，终不移；聚者府病也，发作有时，展转痛移，为可治；䅽气者胁下痛，按之则愈，复发，为䅽气。诸积大法：脉来细而附骨者，乃积也。寸口积在胸中；微出寸口，积在喉中；关上积在脐傍；上关上，积在心下；微下关，积在少腹。尺中，积在气冲；脉出左，积在左；脉出右，积在右；脉两出，积在中央，各以其部处之。

【译文】

有人问道："病有积、有聚、有䅽气，应该如何加以区分呢？"老师回答说："积属于五脏之病，得病的部位会始终保持固定不动；聚属于六腑之病，时而发作时而停止，病患的部位不固定，经常游走移动，聚是很容易被治疗的；馨气病的症状是胁下疼痛，用手下按就可以得到缓解，但仍会复发。从诊脉方面看各种积病的主要方法为：脉象细，仿佛重按到骨头才能体会到的，这就是积病。寸口脉象细，则积病在胸中；脉象细而微出寸口之上的，则积在喉中；关部脉细的，则积在肚脐两侧；关部脉细，向上到关上的，则积在心下；脉细向下到达关下尺部的，则积在少腹。尺中脉象细的，则积在气冲；脉象出现在左手，则积在身体左边；脉象出现在右手，则积在身体右边。两手脉象均见细的，则积在中央。在治疗的时候，应该依据各自不同的部位，采用不同的方法来进行。"

痰饮咳嗽病脉证并治第十二
（论一首　脉二十一条　方十九首）

此篇主要论述广义上的痰饮病及咳嗽两种疾病的脉象及治法。狭义上的痰饮病包括痰饮、悬饮、溢饮及支饮四种类型，咳嗽只是痰饮病引起的一个症状，并没有囊括所有的咳嗽。

问曰：夫饮有四，何谓也？师曰：有痰饮，有悬饮，有溢饮，有支饮。

【译文】

有人问道:"饮病有四种,具体是哪些呢?"老师回答道:"有痰饮、悬饮、溢饮、支饮。"

问曰:四饮何以为异?师曰:其人素盛今瘦,水走肠间,沥沥有声,谓之痰饮;饮后水流在胁下,咳唾引痛,谓之悬饮;饮水流行,归于四肢,当汗出而不汗出,身体疼重,谓之溢饮;咳逆倚息,气短不得卧,其形如肿,谓之支饮。

【译文】

有人问道:"四种饮病有哪些区别呢?"老师回答说:"痰饮病人未病前身体肥胖,患病后变得消瘦,水液在肠间流动,发出咕噜咕噜的响声,这被称为痰饮。饮水之后,水饮积聚在胁下,咳嗽或吐痰时牵引胸胁部位疼痛,这称为悬饮。饮水过多,泛滥到四肢肌肉之间,应当随汗排出却没有排出,身体疼痛沉重,这称为溢饮。咳嗽气逆喘息,气短不能平躺而卧,身体外形如患水肿一样,这称为支饮。"

水在心,心下坚筑,短气,恶水,不欲饮。

【译文】

水饮停留在心间,心下部位坚实如同捣土,呼吸短促,厌恶水，并且不想饮水。

水在肺，吐涎沫，欲饮水。

【译文】

水饮停留在肺部，口吐清稀痰涎，很想喝水。

水在脾，少气身重。

【译文】

水饮停滞在脾脏，气短乏力，身体沉重。

水在肝，胁下支满，嚏而痛。

【译文】

水饮停滞在肝脏，胁下会有支撑胀满的感觉，打喷嚏时就会牵连到胸胁而疼痛。

水在肾，心下悸。

【译文】

水饮停留在肾脏，则会感觉心下悸动。

夫心下有留饮，其人背寒，冷如手大。

【译文】

心下胃脘部的痰饮久而不去,病人会感觉后背寒冷,冷处大约如手心大小。

留饮者,胁下痛引缺盆,咳嗽则辄已一作:转甚。

【译文】

患上留饮的病人,两胁下疼痛牵连到缺盆部位,咳嗽时就会让疼痛更加剧烈。

胸中有留饮,其人短气而渴,四肢历节痛,脉沉者,有留饮。

【译文】

胸中有留饮的病人,其呼吸短促并且口下舌燥,四肢感觉像历节病一样疼痛,脉象沉的,是因为留饮而非历节。

膈上病痰,满喘咳吐,发则寒热,背痛腰疼,目泣自出,其人振振身𥆧剧,必有伏饮。

【译文】

膈上有痰饮的人,气喘,胸部胀满,咳嗽,呕吐,发病时出现寒热症状,腰背部疼痛,眼泪不由自主流出,身体颤抖得厉害,必然是因为有伏饮存在。

夫病人饮水多，必暴喘满，凡食少饮多，水停心下，甚者则悸，微者短气。

【译文】

病人突然饮水过多，必定会突发喘息胀满。大凡吃的少而饮水多的，会让水饮停留在心下胃脘部位，严重的则会产生心悸，病情较为轻微的则会出现气短现象。

脉双弦者寒也，皆大下后喜虚；脉偏弦者饮也。

【译文】

两手脉象弦的，属于寒证，大多是由于大下之后内里虚弱导致的。如果一手的脉象为弦，则是因为水饮停留。

肺饮不弦，但苦喘短气。

【译文】

肺部有水饮停留，脉象不弦，只是经常喘息，呼吸短促。

支饮亦喘而不能卧，加短气，其脉平也。

【译文】

支饮也表现为喘息难以平躺，再加上呼吸短促，但此病的脉象平和而不弦。

病痰饮者,当以温药和之。

【译文】

患上痰饮病的人,应当用温性的药物予以调治。

心下有痰饮,胸胁支满,目眩,苓桂术甘汤主之。

【译文】

心下有痰饮停留,胸胁部位支撑胀满,头昏目眩,可以用苓桂术甘汤治疗。

茯苓桂枝白术甘草汤方
茯苓四两　桂枝　白术各三两　甘草二两
上四味,以水六升,煮取三升,分温三服,小便则利。

夫短气有微饮,当从小便去之,苓桂术甘汤主之方见上。肾气丸亦主之方见妇人杂病中。

【译文】

呼吸短促是因为体内有少量水饮,应当通过利小便的方法,使水饮得以排出,可以用苓桂术甘汤治疗,也可以用肾气丸治疗。

病者脉伏,其人欲自利,利反快,虽利,心下续坚满,此为留饮,欲去故也。甘遂半夏汤主之。

【译文】

痰饮病人脉象伏,病人想要自行下利,下利后觉得通体舒畅,这因为停留的痰饮将要散去;如果经过下利,心下胃脘部位仍然坚硬胀满,可以用甘遂半夏汤治疗。

甘遂半夏汤方

甘遂_{大者,三枚} 半夏_{十二枚,以水一升,煮取半升,去滓} 芍药_{五枚} 甘草_{如指大一枚,炙一本作无}

上四味,以水二升,煮取半升,去滓,以蜜半升,和药汁煎取八合,顿服之。

脉浮而细滑,伤饮。

【译文】

脉象浮而细滑的,是被水饮所伤。

脉弦数,有寒饮,冬夏难治。

【译文】

脉象弦而数的,体内又有寒邪水饮停滞的,在冬夏这两个季节不容易治愈。

脉沉而弦者,悬饮内痛。病悬饮者,十枣汤主之。

【译文】

脉象沉而弦的，是患有悬饮，胸胁内因牵连而疼痛。患悬饮病的人，可以用十枣汤治疗。

十枣汤方

芫花_熬　甘遂　大戟_{各等分}

上三味，捣筛，以水一升五合，先煮肥大枣十枚，取八合，去滓，内药末，强人服一钱匕，羸人服半钱，平旦温服之，不下者，明日更加半钱，得快之后，糜粥自养。

病溢饮者，当发其汗，大青龙汤主之，小青龙汤亦主之。

【译文】

患溢饮病的人，应当采用发汗的方法来治疗，可以用大青龙汤治疗，也可以用小青龙汤治疗。

大青龙汤方

麻黄_{六两，去节}　桂枝_{二两，去皮}　甘草_{二两，炙}　杏仁_{四十个，去皮尖}　生姜_{三两}　大枣_{十二枚}　石膏_{如鸡子大，碎}

上七味，以水九升，先煮麻黄，减二升，去上沫，内诸药，煮取三升，去滓，温服一升，取微似汗，汗多者，温粉粉之。

小青龙汤方

麻黄_{三两,去节} 芍药_{三两} 五味子_{半升} 干姜_{三两} 甘草_{三两,炙} 细辛_{三两} 桂枝_{三两,去皮} 半夏_{半升,汤洗}

上八味,以水一斗,先煮麻黄,减二升,去上沫,内诸药,煮取三升,去滓,温服一升。

膈间支饮,其人喘满,心下痞坚,面色黧黑,其脉沉紧,得之数十日,医吐下之不愈,木防己汤主之;虚者即愈,实者三日复发,复与不愈者,宜木防己汤去石膏加茯苓芒硝汤主之。

【译文】

患有水饮停留在膈间的支饮病,病人会喘息胀满,心下部位痞塞坚硬,面色黑黄,脉象沉而紧,得病数十天后,医生用吐法和攻下法仍然难以治愈,可以用木防己汤治疗。病较轻的治后就可痊愈,饮邪固结的,治疗之后三天仍会复发。复发或不愈的,适宜用木防己汤去石膏加茯苓芒硝汤治疗。

木防己汤方

木防己_{三两} 石膏_{十二枚,鸡子大} 桂枝_{二两} 人参_{四两}

上四味,以水六升,煮取二升,分温再服。

木防己加茯苓芒硝汤方

木防己 桂枝_{各二两} 人参 茯苓_{各四两} 芒硝_{三合}

上五味,以水六升,煮取二升,去滓,内芒硝,再微煎，分温再服，微利则愈。

心下有支饮，其人苦冒眩，泽泻汤主之。

【译文】

支饮停滞在心下胃脘部，病人感到头昏目眩，可以用泽泻汤治疗。

泽泻汤方
泽泻五两　白术二两
上二味，以水二升，煮取一升，分温再服。

支饮胸满者，厚朴大黄汤主之。

【译文】

患有支饮病而出现胸部胀满的，可以用厚朴大黄汤治疗。

厚朴大黄汤方
厚朴一尺　大黄六两　枳实四枚
上三味，以水五升，煮取二升，分温再服。

支饮不得息，葶苈大枣泻肺汤主之方见肺痈中。

【译文】

支饮病人，感觉呼吸困难的，可以用葶苈大枣泻肺汤治疗。

呕家本渴，渴者为欲解；今反不渴，心下有支饮故也。小半夏汤主之《千金》云：小半夏加茯苓汤。

【译文】

平时经常呕吐的病人本来应该出现口渴症，口渴是疾病将要离开的痊愈象征；现在反而不感觉口渴，这是因为心下胃脘部位有支饮，可以用小半夏汤治疗。

小半夏汤方
半夏一升　生姜半斤
上二味，以水七升，煮取一升半，分温再服。

腹满，口舌干燥，此肠间有水气，己椒苈黄丸主之。

【译文】

腹部胀满，口舌干燥，这是因为肠间有水饮停留，可以用己椒苈黄丸治疗。

防己椒目葶苈大黄丸方

防己　椒目　葶苈_熬　大黄_{各一两}

上四味，末之，蜜丸如梧子大，先食饮服一丸，日三服，稍增，口中有津液，渴者加芒硝半两。

卒呕吐，心下痞，膈间有水，眩悸者，小半夏加茯苓汤主之。

【译文】

突然呕吐，心下胃脘部位痞满，膈间有水饮停滞，目眩心悸的，可以用小半夏加茯苓汤治疗。

小半夏加茯苓汤方

半夏_{一升}　生姜_{半斤}　茯苓_{三两，一法四两}

上三味，以水七升，煮取一升五合，分温再服。

假令瘦人，脐下有悸，吐涎沫而癫眩，此水也，五苓散主之。

【译文】

假如平时身体消瘦的人，肚脐之下有悸动之感，口吐涎沫而头晕目眩，这是水饮病，可以用五苓散治疗。

五苓散方

泽泻一两一分　猪苓三分,去皮　茯苓三分　白术三分　桂二分,去皮

上五味，为末，白饮服方寸匕，日三服，多饮暖水，汗出愈。

附方

《外台》茯苓饮　治心胸中有停痰宿水，自吐出水后，心胸间虚，气满不能食，消痰气，令能食。

茯苓　人参　白术各三两　枳实二两　橘皮二两半　生姜四两

上六味，水六升，煮取一升八合，分温三服，如人行八九里进之。

咳家，其脉弦，为有水，十枣汤主之方见上。

【译文】

经常咳嗽的病人，脉象为弦，这是因为内有水饮，可以用十枣汤治疗。

夫有支饮家，咳烦，胸中痛者，不卒死，至一百日或一岁，宜十枣汤方见上。

【译文】

久患支饮的人，咳嗽心烦，感觉胸中疼痛，不会突然死

亡，可以延续生命到一百天甚至一年，适宜用十枣汤来治疗。

久咳数岁，其脉弱者可治，实大数者死，其脉虚者必苦冒，其人本有支饮在胸中故也，治属饮家。

【译文】

久咳的人，多年难以治愈，病人脉象虚弱的可以治疗；如果脉象实大兼数，这是病情危急的标志。脉象虚弱的人，必定经常感到头昏目眩，这是病人心胸中有支饮停留的缘故，应该按照治疗痰饮的方法来进行治疗。

咳逆倚息，不得卧，小青龙汤主之_{方见上}。

【译文】

病人咳嗽气逆，喘息不停，难以平躺，可以用小青龙汤治疗。

青龙汤下已，多唾口燥，寸脉沉，尺脉微，手足厥逆，气从小腹上冲胸咽，手足痹，其面翕热如醉状，因复下流阴股，小便难，时复冒者，与茯苓桂枝五味甘草汤，治其气冲。

【译文】

服下青龙汤之后，多吐痰涎，口中干燥，寸部脉沉，尺部脉微，手足厥冷，气从小腹部位上冲到胸口和咽喉部位，手足麻木不仁，面部发热如同火烧一样，潮红如同喝醉酒一样，接着上冲之气又从上到下流到两大腿内侧和腋阴股之间，小便困难，常出现眩晕的，可以用茯苓桂枝五味甘草汤治疗上冲之气。

茯苓桂枝五味甘草汤方
茯苓四两　桂枝四两，去皮　甘草三两，炙　五味子半升
上四味，以水八升，煮取三升，去滓，分温三服。

冲气即低，而反更咳，胸满者，用桂苓五味甘草汤，去桂加干姜、细辛，以治其咳满。

【译文】

上冲之气已经平复，但反而出现咳嗽加剧，胸部胀满的症状，可以用桂苓五味甘草汤，去桂加干姜、细辛，治疗咳嗽和胸部胀满。

苓甘五味姜辛汤方
茯苓四两　甘草　干姜　细辛各三两　五味半升
上五味，以水八升，煮取三升，去滓，温服半升，日三。

咳满即止，而更复渴，冲气复发者，以细辛、干姜为

热药也；服之当遂渴，而渴反止者，为支饮也；支饮者，法当冒，冒者必呕，呕者复内半夏，以去其水。

【译文】

咳嗽、胸部胀满已痊愈，而再度口渴、冲气复发的，是因为用细辛、干姜热药引起的。服药后应当口渴，却不感到口渴的，是因为体内有支饮。患支饮病，理应出现头昏目眩的症状，昏眩的人一定会呕吐，呕吐的再加入半夏，可以去除水饮。

桂苓五味甘草去桂加干姜细辛半夏汤方

茯苓_{四两} 甘草 细辛 干姜_{各二两} 五味子 半夏_{各半升}

上六味，以水八升，煮取三升，去滓，温服半升，日三。

水去呕止，其人形肿者，加杏仁主之；其证应内麻黄，以其人遂痹，故不内之。若逆而内之者，必厥。所以然者，以其人血虚，麻黄发其阳故也。

【译文】

水饮消除，呕吐停止，病人身体出现浮肿的，再加上杏仁治疗。本证应该加入麻黄，但因为病人手脚麻木，所以不予纳入。如果违背常规而选入麻黄，一定会导致病人出现四肢厥冷的症状，之所以这样，是因为病人血虚，麻黄发越阳气。

苓甘五味加姜辛半夏杏仁汤方

茯苓四两　甘草三两　五味半升　干姜三两　细辛三两　半夏半升　杏仁半升，去皮尖

上七味，以水一斗，煮取三升，去滓，温服半升，日三。

若面热如醉，此为胃热，上冲熏其面，加大黄以利之。

【译文】

如果病人面部发热如同喝醉一样，这是因为胃里有热，热邪向上冲逆到达耳朵面部，以上的药方加上大黄就可以清除胃中的燥热。

苓甘五味加姜辛半杏大黄汤方

茯苓四两　甘草三两　五味半升　干姜三两　细辛三两　半夏半升　杏仁半升　大黄三两

上八味，以水一斗，煮取三升，去滓，温服半升，日三。

先渴后呕，为水停心下，此属饮家，小半夏茯苓汤主之方见上。

【译文】

病人先口渴，而后又呕吐，这是因为水饮停留在心下胃脘部位，属于水饮病的症状，可以用小半夏茯苓汤治疗。

消渴小便不利淋病脉证并治第十三
（脉证九条　方六首）

此篇主要讨论消渴、小便不利和淋病的脉象、症候及治法。三者大多会出现口渴及小便不利的症状，病变部位都在肾与膀胱，部分方剂可以通用，因而合为一篇论述。

厥阴之为病，消渴，气上冲心，心中疼热，饥而不欲食，食即吐蛔，下之不肯止。

【译文】

厥阴病的病症表现为消渴，气逆向上冲撞心口，心中疼痛发热，虽然饥饿却又不想进食，勉强吃过后又吐出来，如果误用下法进行治疗则会腹泻不止。

寸口脉浮而迟，浮即为虚，迟即为劳，虚则卫气不足，劳则荣气竭。趺阳脉浮而数，浮即为气，数即消谷而大坚一作紧，气盛则溲数，溲数即坚，坚数相搏，即为消渴。

【译文】

寸口部位脉象浮而迟,脉象浮属虚证,脉象迟属劳证,虚则卫气不足,劳则是荣气衰竭的表现。趺阳脉浮而数,浮表示气有余,数是因为胃热,热则表示消谷善饥并且大便坚硬,热气盛则会使得小便频繁,小便频繁就会让大便更加坚硬,小便频繁与大便坚硬相互博结,就会形成消渴病。

男子消渴,小便反多,以饮一斗,小便一斗,肾气丸主之方见妇人杂病中。

【译文】

男子患上消渴病,小便反而增多,喝入一斗水,小便也有一斗,可以用肾气丸治疗。

脉浮,小便不利,微热消渴者,宜利小便、发汗,五苓散主之。

【译文】

病人脉呈浮象,小便不通利,轻微发热,极度口渴的,宜用利小便和发汗的方法治疗,方用五苓散。

渴欲饮水,水入则吐者,名曰水逆,五苓散主之方见上。

【译文】

口渴想要喝水，但水喝进去之后就吐出来的，就被称为水逆，可以用五苓散治疗。

渴欲饮水不止者，文蛤散主之。

【译文】

病人口渴，总不停地想要喝水的，可以用文蛤散治疗。

文蛤散方

文蛤五两

上一味，杵为散，以沸汤五合，和服方寸匕。

淋之为病，小便如粟状，小腹弦急，痛引脐中。

【译文】

淋病的表现是小便不通畅，小便中有如同小米一样的东西排出，小腹坚硬拘急，疼痛牵引到肚脐。

趺阳脉数，胃中有热，即消谷引食，大便必坚，小便即数。

【译文】

趺阳部位的脉象数,胃中有邪热,表现为消谷容易饥饿,大便一定会坚硬,小便次数增多。

淋家不可发汗,发汗则必便血。

【译文】

对于久患淋病的人,不能使用发汗的办法,误用汗法就会导致大便出血。

小便不利者,有水气,其人苦渴,栝楼瞿麦丸主之。

【译文】

小便不通利的,是因为体内有水饮停留,患上这种病的人苦于口渴,可以用栝楼瞿麦丸治疗。

栝楼瞿麦丸方

栝楼根二两　茯苓　薯蓣各三两　附子一枚,炮　瞿麦一两

上五味,末之,炼蜜丸梧子大,饮服三丸,日三服,不知,增至七八丸,以小便利,腹中温为知。

小便不利,蒲灰散主之,滑石白鱼散、茯苓戎盐汤并主之。

【译文】

小便不通利的,可以用蒲灰散治疗,也可以用滑石白鱼散、茯苓戎盐汤治疗。

蒲灰散方
蒲灰七分 滑石三分
上二味,杵为散,饮服方寸匕,日三服。
滑石白鱼散方
滑石二分 乱发二分,烧 白鱼二分
上三味,杵为散,饮服半钱匕,日三服。
茯苓戎盐汤方
茯苓半斤 白术二两 戎盐弹丸大一枚
上三味,先将茯苓、白术煎成,入戎盐,再煎,分温三服。

渴欲饮水,口干舌燥者,白虎加人参汤主之方见中暍中。

【译文】

口渴想要喝水,口干舌燥的,可以用白虎加人参汤治疗。

脉浮发热,渴欲饮水,小便不利者,猪苓汤主之。

【译文】

脉浮发热,口渴想要喝水,小便不通利的,可以用猪苓汤治疗。

猪苓汤方

猪苓_{去皮} 茯苓 阿胶 滑石 泽泻各一两

上五味,以水四升,先煮四味,取二升,去滓,内胶烊消,温服七合,日三服。

水气病脉证并治第十四
(论七首 脉证五条 方八首)

此篇主要讨论水气病的脉象、症候及治法。水气病与水肿相关,包括风水、皮水、正水、石水、黄汗同五脏之水、血分、气分等病。

师曰:病有风水,有皮水,有正水,有石水,有黄汗。风水其脉自浮,外证骨节疼痛,恶风;皮水其脉亦浮,外证胕肿,按之没指,不恶风,其腹如鼓,不渴,当发其汗;正水其脉沉迟,外证自喘;石水其脉自沉,外证腹满不喘;黄汗其脉沉迟,身发热,胸满,四肢头面肿,久不愈,必致痈脓。

【译文】

老师说:"水气病分为风水、皮水、正水、石水、黄汗这五种。风水病的脉象浮,外部症状表现为全身骨节疼痛,病人怕风;皮水的脉象也是浮的,外部体征为浮肿,用手按压皮肤凹陷深没手指,不畏惧风寒,病人腹部胀大如鼓,不觉得口渴,治疗时应当使用发汗的方法;正水的脉象沉而迟,外部症状表现为气喘;石水的脉象沉,外部症状为腹部胀满,没有气喘;黄汗病的脉象沉而迟,全身发热,胸中胀满,四肢以及头部面部浮肿,如果经久难以治愈,大多会导致痈脓的发生。"

脉浮而洪,浮则为风,洪则为气。风气相搏,风强则为隐疹,身体为痒,痒为泄风,久为痂癞;气强则为水,难以俯仰。风气相击,身体洪肿,汗出乃愈,恶风则虚,此为风水;不恶风者,小便通利,上焦有寒,其口多涎,此为黄汗。

【译文】

脉象浮而洪,脉浮说明有风邪,洪大说明正气旺盛。风邪同正气相互搏击,风强则使得身体发生瘾疹,身体发痒,痒是风邪外透的表现,被称为泄风,经久不愈就会形成痂癞。水气比风邪更盛,就会导致水气病,病人俯仰困难。风邪与水气相互搏击,使得周身浮肿,用发汗的方法治疗就能够痊愈，怕风是因为卫气虚弱，这是风水病的症状。不怕风的，小便通利，这是因为上焦有寒，病人口中多涎沫，这是黄汗病的症状。

寸口脉沉滑者，中有水气，面目肿大，有热，名曰风水；视人之目窠上微拥，如蚕新卧起状，其颈脉动，时时咳，按其手足上陷而不起者，风水。

【译文】

寸口部位脉象沉滑的，说明身体中有水气留存，面部及眼部浮肿，发热，这被称为风水。望见病人眼睑微肿，好像睡醒后刚刚起来的样子，病人颈部脉管跳动，经常咳嗽，用手按压病人手脚上的皮肤凹陷不起的，这是风水病。

太阳病，脉浮而紧，法当骨节疼痛，反不疼，身体反重而酸，其人不渴，汗出即愈，此为风水。恶寒者，此为极虚，发汗得之。渴而不恶寒者，此为皮水，身肿而冷，状如周痹。胸中窒，不能食，反聚痛，暮躁不得眠，此为黄汗，痛在骨节。咳而喘，不渴者，此为脾胀，其状如肿，发汗即愈。然诸病此者，渴而下利，小便数者，皆不可发汗。

【译文】

太阳病，病人脉象浮而紧的，理应有骨节疼痛的症状，现在反而不觉得疼痛，身体感到沉重酸痛，口不渴，出汗后病就痊愈的，这是风水病。汗出后怕冷的，是卫气十分虚的表现，是发汗太过引起的。病人口渴并且不怕冷的，这是皮水。身体浮肿并且怕冷的，症状如同风水。胸中憋闷，吃不下东西，疼痛反而聚结在关节周围，傍晚时就觉得烦躁不安，难以入眠，这是黄汗病，病变部位在骨节。咳嗽又气喘，口不渴的，这是肺胀病，病人症状与水肿病相似，用发汗的方法治疗就会痊愈。然而所有患水气病的人，口渴而出现腹泻，小便次数较多的，都不能用发汗的方法治疗。

里水者，一身面目黄肿，其脉沉，小便不利，故令病水，假如小便自利，此亡津液，故令渴也，越婢加术汤主之_{方见中风}。

【译文】

患里水的病人，全身、面部以及眼部浮肿，脉象沉，因为小便不通利，使人患上水气病。假若小便通利，这会使得津液损伤，所以会让病人出现口渴的症状，可以用越婢加术汤治疗。

趺阳脉当伏，今反紧，本自有寒，疝瘕，腹中痛，医反下之，下之即胸满短气。

【译文】

趺阳部位的脉象应当为伏,如今反见紧脉,这是因为体内本来就有寒。如寒疝、瘕病、腹中痛等病证,医生没有用温药,反而用攻下的方法治疗,就会导致胸部胀满,呼吸气短的症状。

趺阳脉当伏,今反数,本自有热,消谷,小便数,今反不利,此欲作水。

【译文】

趺阳部位脉象应当为伏,现在反见数脉,这是因为体内本来就有热,病人腹中的食物消化得快,小便频数;如果现在小便反而不通利,这是将要发生水气病的征兆。

寸口脉浮而迟,浮脉则热,迟脉则潜,热潜相搏,名曰沉;趺阳脉浮而数,浮脉即热,数脉即止,热止相搏,名曰伏;沉伏相搏,名曰水;沉则络脉虚,伏则小便难,虚难相搏,水走皮肤,即为水矣。

【译文】

寸口的脉象浮而迟,脉浮说明体内有邪热,脉迟则是因为水寒潜藏体内,邪热同水寒相互搏结,称为沉。趺阳部位的脉象浮而数,脉浮就是有邪热,脉数则因为卫气停滞于下,热邪同卫气相互搏结,称为伏。沉与伏相互搏结,称为水。脉象沉则脉络空虚,伏则小便困难,虚与难相互搏结,水邪泛溢肌肤,就会形成水气病。

寸口脉弦而紧,弦则卫气不行,即恶寒,水不沾流,走于肠间。

【译文】

寸口的脉象弦而紧,脉弦则卫气运行不通畅,因而会害怕寒冷,水液输运不能依循常道,从而下注到肠间。

少阴脉紧而沉,紧则为痛,沉则为水,小便即难。脉得诸沉,当责有水,身体肿重,水病脉出者死。

【译文】

少阴部位脉象紧而沉,脉紧是痛证的表现,脉沉则因为有水气,紧沉同时出现,小便就会变得困难。诊脉时发现脉象沉,应当在水气病中寻求治疗方法,身体感到肿胀沉重,患水气病而脉象暴出,这是病情危急的表现。

夫水病人,目下有卧蚕,面目鲜泽,脉伏,其人消渴,病水腹大,小便不利,其脉沉绝者,有水,可下之。

【译文】

患有水气病的病人,眼睑部位浮肿,仿佛有蚕卧于其上,脸色和眼部光亮润泽,脉象呈现伏,则病人会出现口渴,饮水较多,腹部膨胀肿大,小便不通利的症状。脉象沉而难以按到的,是因为身体内有水气,应当谨慎地采用攻下法进行治疗。

问曰:病下利后,渴饮水,小便不利,腹满因肿者,何也?答曰:此法当病水,若小便自利及汗出者,自当愈。

【译文】

有人问道:"患上下利病之后,口渴想要饮水,小便不通利,腹部胀满并且阴部肿胀的,这是什么缘故呢?"老师回答说:"这种情况应该是患了水气病,如果小便通利,并且伴随出汗的,疾病自然就会痊愈。"

心水者,其身重而少气,不得卧,烦而躁,其人阴肿。

【译文】

患有心水病的人,感觉身体沉重并且呼吸短促不畅,不能平躺,心烦意乱并且躁动不安,前阴部位出现肿胀。

肝水者,其腹大不能自转侧,胁下腹痛,时时津液微生,小便续通。

【译文】

患有肝水病的人,腹部肿大,身体不能随意转动,胁下和腹部疼痛,口中经常微微产生津液,小便时而通利,时而不通利。

肺水者,其身肿,小便难,时时鸭溏。

【译文】

患有肺水病的人,身体浮肿,小便困难,大便溏稀,水粪混杂,如同鸭粪一样。

脾水者,其腹大,四肢苦重,津液不生,但苦少气,小便难。

【译文】

患有脾水病的人,腹部胀大,四肢明显沉重,津液化生困难,只是觉得呼吸困难,小便不畅。

肾水者,其腹大,脐肿,腰痛,不得溺,阴下湿如牛鼻上汗,其足逆冷,面反瘦。

【译文】

患有肾水病的人,腹部肿大,肚脐肿起,腰部疼痛,小便不通利,前阴部位潮湿寒冷,如同牛鼻上的汗水一样,两脚发冷,面部反而消瘦。

师曰:诸有水者,腰以下肿,当利小便;腰以上肿,当发汗乃愈。

【译文】

老师说:"治疗水气病要遵循下列原则:腰以下部位浮肿的,应当用通利小便的方法治疗;腰部以上浮肿的,应当用发汗的方法治疗,这样病就会痊愈。"

师曰:寸口脉沉而迟,沉则为水,迟则为寒,寒水相搏,趺阳脉伏,水谷不化,脾气衰则鹜溏,胃气衰则身肿;少阳脉卑,少阴脉细,男子则小便不利,妇人则经水不通,经为血,血不利则为水,名曰血分。

【译文】

老师说:"寸口的脉象沉而迟,脉沉说明有水存在,脉迟说明有寒存在,寒与水相互搏结,损伤脾胃阳气,所以趺阳部位的脉象为伏,脾气虚弱就会腹泻,水粪杂下,如同鸭粪一般;胃气虚弱就会使得身体浮肿。少阳三焦脉象微,少阴肾的脉象细，出现在男子身上就会导致小便不通利，出现在妇人身上就会导致经水不通。月经的来源是血，由经血不通导致的水气病，称为血分。"

问曰：病有血分、水分，何也？师曰：经水前断，后病水，名曰血分，此病难治；先病水，后经水断，名曰水分，此病易治。何以故，去水，其经自下。（本条底本阙如，今据赵刊本补入。）

【译文】

有人问道："疾病分为血分、水分，这是为什么呢？"老师说："女人经水先断，后四肢浮肿，小便不利，通身浮肿，这是血化为水，即是血分，这个病很难治疗。如果先是小便不利，后身面浮肿，经水不调，这是水分，这种病很容易治疗。为何这么说呢？只要行水散湿，水去而经自通也。"

问曰：病者苦水，面目身体四肢皆肿，小便不利，脉之不言水，反言胸中痛，气上冲咽，状如炙肉，当微咳喘。审如师言，其脉何类？

【译文】

有人问道："患水气病的人，面部、眼部以及身体四肢都水肿，小便不通畅，老师在诊脉的时候，并不说是水气病，反而说病人胸中疼痛，气逆向上冲到咽部，好像有块烤肉梗阻在咽喉一般，应当同时伴有轻微咳嗽和气喘的现象。如果病情果真如老师所说的那样，病人的脉象应该是怎样的呢？"

师曰：寸口脉沉而紧；沉为水，紧为寒，沉紧相搏，结在关元，始时当微，年盛不觉。阳衰之后，荣卫相干，阳损阴盛，结寒微动，肾气上冲，喉咽塞噎，胁下急痛。医以为留饮而大下之，气击不去，其病不除。后重吐之。

胃家虚烦，咽燥欲饮水，小便不利，水谷不化，面目手足浮肿；又与葶苈丸下水，当时如小差。

食饮过度，肿复如前，胸胁苦痛，象若奔豚，其水扬溢，则浮咳喘逆。当先攻击冲气令止，乃治咳，咳止，其喘自差。先治新病，病当在后。

【译文】

老师回答道："寸口的脉象沉而紧，脉沉说明有水，脉紧说明有寒，寒水相互搏结，凝结在下焦关元部位。起初病情轻微，青壮年的时候阳气旺盛，没有任何感觉。等到年老体弱的时候，荣卫失于协调，阳气渐渐虚弱，阴邪逐渐旺盛，以前停留在下焦的寒水蠢动，逐渐随着肾气向上冲逆，因而导致咽喉部位梗塞，胁下部位拘急疼痛。一般医生会认为是由留饮引起的，进而大量使用攻下的药物进行治疗，结果寒气未被去除，病邪没有被驱散。接着，医生又用吐法治疗，结果胃肠两气被损伤，咽喉干燥总想喝水，小便不通利，饮食不能消化，面部、眼部以及手脚都出现了浮肿。医生又用葶苈丸泻下，虽然当时水肿好像有所消退，但一旦饮食过度，水肿又会复发，胸胁部位感到疼痛，症状同奔豚病发作时一样，病人水气向上，就会出现咳嗽、气喘等症状。治疗时应当首先平息冲逆之气，等到冲气逐渐平和之后，再治咳嗽；咳嗽停止后，喘息自然就会恢复平常。先治疗冲气、咳嗽、气喘等新发的病证，然后再治水气的旧病。"

风水脉浮，身重，汗出恶风者，防己黄芪汤主之，腹痛者加芍药。

【译文】

患风水病的人，脉象浮，身体感觉沉重，出汗害怕吹风的，可以用防己黄芪汤治疗，腹部疼痛的患者可以在药方中加入芍药。

防己黄芪汤方方见湿病中

风水，恶风，一身悉肿，脉浮，不渴，续自汗出，无大热，越婢汤主之。

【译文】

风水病人，害怕受风，全身都浮肿，脉象浮，不感觉口渴，连续不断地出汗，身上没有大热的症状，可以用越婢汤治疗。

越婢汤方

麻黄六两　石膏半斤　生姜三两　大枣十五枚　甘草二两

上五味，以水六升，先煮麻黄，去上沫，内诸药，煮取三升，分温三服。

恶风者，加附子一枚，炮。

风水，加术四两《古今录验》。

皮水为病，四肢肿，水气在皮肤中，四肢聂聂动者，防己茯苓汤主之。

【译文】

患皮水病的人，四肢浮肿，水气流注到皮肤之中，四肢肌肉出现轻微抽动的，可以用防己茯苓汤治疗。

防己茯苓汤方

防己三两　黄芪三两　桂枝三两　茯苓六两　甘草二两

上五味，以水六升，煮取二升，分温三服。

里水，越婢加术汤主之，甘草麻黄汤亦主之。

【译文】

皮水病，可以用越婢加术汤治疗，也可以用甘草麻黄汤治疗。

越婢加术汤方 见上。于内加白术四两，又见中风中。

甘草麻黄汤方

甘草二两　麻黄四两

上二味，以水五升，先煮麻黄，去上沫，内甘草，煮取三升，温服一升，重复汗出，不汗再服，慎风寒。

水之为病，其脉沉小，属少阴。浮者为风；无水，虚胀者为气。水，发其汗即已。脉沉者宜麻黄附子汤，浮者宜杏子汤。

【译文】

患水病的人，脉象沉小的属于少阴；脉象浮的是外感风寒；没有出现水肿而虚胀的是气机被瘀塞。对于水气病，发汗就能使之痊愈。脉象沉的，适宜用麻黄附子汤治疗；脉象浮的，宜用杏子汤治疗。

麻黄附子汤方

麻黄三两　甘草二两　附子一枚，炮

上三味，以水七升，先煮麻黄，去上沫，内诸药，煮取二升半，温服八分，日三服。

杏子汤方　未见。恐是麻黄杏仁甘草石膏汤。

厥而皮水者，蒲灰散主之方见消渴中

【译文】

患皮水病,并且四肢厥冷的,可以用蒲灰散治疗。

问曰:黄汗之为病,身体肿一作重,发热汗出而渴,状如风水,汗沾衣,色正黄如蘖汁,脉自沉,何从得之?师曰:以汗出入水中浴,水从汗孔入得之,宜芪芍桂酒汤主之。

【译文】

有人问道:"患有黄汗这种病,病人全身浮肿,发热出汗并且口渴,病状同风水病一样,出汗沾湿衣服,颜色为正黄色如同黄蘖汁一样,脉象沉,这种病是由什么导致的呢?"老师回答说:"这种病是因为出汗之后,立刻进入水中洗浴,水湿经由毛孔渗入肌肤而得的,应当考虑用芪芍桂酒汤治疗。"

黄芪芍药桂枝苦酒汤方
黄芪五两　芍药三两　桂枝三两

上三味,以苦酒一升,水七升,相和煮取三升,温服一升,当心烦,服至六七日乃解。若心烦不止者,以苦酒阻故也。一方用美酒醯代苦酒。

黄汗之病,两胫自冷,假令发热,此属历节;食已汗出，又身常暮卧盗汗出者，此荣气也；若汗出已，反发热者，久久其身必甲错；发热不止者，必生恶疮；若身重汗出已，辄轻者，久久必身瞤，瞤即胸中痛，又从腰以上必汗出，下无汗，腰髋弛痛，如有物在皮中状，剧者不能食，身疼重，烦躁，小便不利，此为黄汗，桂枝加黄芪汤主之。

【译文】

患黄汗病的人，两小腿寒冷，如果小腿发热，就属于历节病。吃完饭后身体出汗，又有晚上睡觉时身体盗汗现象的，这属于虚劳病，也不是黄汗。如果出汗之后，反而发热的，时间久了就会使身上的肌肤干燥粗糙，仿佛鳞甲交错，病人长时间发热不退烧的，一定会生出恶疮。如果身体沉重，出汗以后觉得身体轻松的，时间长了必然会出现肌肉抽动的症状，并且伴随着胸中疼痛，又从腰部以上位置出汗，腰部以下位置无汗，腰部和髋部肿胀疼痛，仿佛有虫子在皮肤中爬行一样。病情严重的病人难以吃下东西，身体感觉疼痛沉重，心烦躁郁，小便不通利，这是黄汗病，可以用桂枝加黄芪汤主治。

桂枝加黄芪汤方

桂枝　芍药各二两　甘草二两　生姜三两　大枣十二枚　黄芪二两

上六味，以水八升，煮取三升，温服一升，须臾，饮热稀粥一升余，以助药力，温复取微汗，若不汗更服。

师曰：寸口脉迟而涩，迟则为寒，涩为血不足；趺阳脉微而迟，微则为气，迟则为寒，寒气不足，则手足逆冷，手足逆冷，则荣卫不利，荣卫不利，则腹满胁鸣相逐；气转膀胱，荣卫俱劳；阳气不通即身冷，阴气不通即骨疼；阳前通则恶寒，阴前通则痹不仁，阴阳相得，其气乃行，大气一转，其气乃散，实则失气，虚则遗溺，名曰气分。

【译文】

老师说："寸口部位脉象迟而涩，脉迟是因为有寒，脉涩是因为血虚。趺阳部位的脉象微而迟，脉微是因为气不足，脉迟是因为体内有寒气，寒气加上气不足，就会感觉手脚冰冷。手脚冰冷，则荣卫运行不利；荣卫运行不利，就会出现腹部胀满、肠鸣的症状；寒气转入膀胱，荣卫两气都会虚弱。阳气运行不畅，就会觉得身体寒冷；阴气运行不畅，就会觉得骨节疼痛。阳气断绝流动，人就会畏惧寒冷，阴气断绝流通，人就会觉得身体麻木不仁。只有阴气和阳气相互调和，荣卫之气才能正常运行，中气流动起来，寒气就会自然消散。实证出现邪气，人就会从后阴失气；虚证出现邪气，人就会出现遗尿现象，这被称为气分病。"

气分，心下坚，大如盘，边如旋杯，水饮所作，桂枝去芍加麻辛附子汤主之。

【译文】

患有气分病，患者心下胃脘部位坚硬，边缘如同圆盘，这是由水饮寒邪停积心下导致的，可以用桂枝去芍药加麻黄细辛附子汤治疗。

桂枝去芍药加麻黄细辛附子汤方

桂枝三两　生姜三两　甘草二两　大枣十二枚　麻黄　细辛各二两　附子一枚,炮

上七味，以水七升，煮麻黄，去上沫，内诸药，煮取二升，分温三服，当汗出，如虫行皮中即愈。

心下坚，大如盘，边如旋盘，水饮所作，枳术汤主之。

【译文】

心下坚硬，像盘子那样大，边缘如同圆盘一样，可以用枳术汤治疗。

枳术汤方

枳实七枚　白术二两

上二味，以水五升，煮取三升，分温三服，腹中软，即当散也。

附方

《外台》防己黄芪汤　治风水，脉浮为在表，其人或

头汗出，表无他病，病者但下重，从腰以上为和，腰以下当肿及阴，难以屈伸方见风湿中。

黄疸病脉证并治第十五
（论二首　脉证十四条　方七首）

此篇主要论述黄疸病的脉象、症候及其治法。黄疸病分为谷疸、酒疸、女劳疸三种，临床表现为眼部、身上、小便发黄，多采用清热利湿的治疗方法。

寸口脉浮而缓，浮则为风，缓则为痹，痹非中风；四肢苦烦，脾色必黄，瘀热以行。

【译文】

寸口的脉象浮而缓，脉浮是因为有风，脉缓是因为湿热内蕴，所以产生痹病。此中的痹并非中风，病人四肢疲乏，皮肤发黄，脾脏蕴结的湿热侵入，周流于皮肤表层，形成黄疸。

趺阳脉紧而数，数则为热，热则消谷，紧则为寒，食即为满。尺脉浮为伤肾，趺阳脉紧为伤脾，风寒相搏，食谷即眩，谷气不消，胃中苦浊，浊气下流，小便不通，阴被其寒，热流膀胱，身体尽黄，名曰谷疸。额上黑，微汗出，手足中热，薄暮即发，膀胱急，小便自利，名曰女劳疸，腹如水状，不治。心中懊憹而热，不能食，时欲吐，名曰酒疸。

【译文】

趺阳部位的脉象紧而数,脉数是因为胃中有热,胃热就容易消化食物,脉紧是因为脾中有寒,吃饭之后就感觉腹部胀满。尺部脉象浮,是因为肾虚有热;趺阳部位脉象紧,是因为寒邪伤脾。风寒两伤脾胃,吃过东西之后就感到头晕,食物无法得到充分的消化,胃肠被湿热浊气侵扰,湿热向下流注膀胱,就会导致小便不通利。因为脾气被寒湿所困,又下流注入膀胱,身体皮肤和眼睛都会发黄,这种病称为谷疸。额头部位发黑,微微出汗,手脚心发热,每到傍晚的时候就会发病,膀胱拘急不舒畅但小便通畅,这种病叫作女劳疸。如果腹部胀满如裹水的样子,这就是不治之症。病人感觉心中郁闷不安而又烦热,不能吃东西,总是恶心想要呕吐,这种病叫作酒疸。

阳明病脉迟者,食难用饱,饱则发烦,头眩,小便必难,此欲作谷疸;虽下之,腹满如故,所以然者,脉迟故也。

【译文】

患阳明病脉象迟的,吃饭怕过饱,吃饱就会出现烦闷、头晕目眩的症状,小便困难,这是谷疸病发的征兆。虽然用攻下法治疗,但病人腹部一定会胀满,之所以会这样,是因为脉迟。

夫病酒黄疸，必小便不利，其候心中热，足下热，是其证也。

【译文】

患酒疸的病人，一定会小便不通利，心中灼热，脚心发热，这就是酒黄疸的症状。

酒黄疸者，或无热，靖言了，腹满，欲吐，鼻燥，其脉浮者先吐之，沉弦者先下之。

【译文】

患酒疸病的人，有的并不发热，而且说话字句清晰，只是小腹胀满，想要呕吐，鼻孔干燥。如果出现脉象浮的，就要先用吐法治疗；脉象沉弦的，就要用下法治疗。

酒疸，心中热欲吐者，吐之愈。

【译文】

患酒疸病的人，自己感觉胃中烦热，想要呕吐的，可以用吐法治疗，病就会痊愈。

酒疸下之，久久为黑疸，目青面黑，心中如啖蒜齑状，大便正黑，皮肤爪之不仁，其脉浮弱，虽黑微黄，故知之。

【译文】

患酒疸病的人,如果误用下法,时间长了转为黑疸,病人面色发黑眼睛发青,胃中辛辣灼烧,仿佛吃了蒜齑一样难受,大便的颜色很黑,搔抓皮肤没有疼痛或瘙痒的感觉。病人的脉象浮而弱,皮肤发黑,略带黄色,就可以断定这是酒疸误用下法的结果。

师曰:病黄疸,发热烦喘,胸满口燥者,以病发时,火劫其汗,两热所得,然黄家所得,从湿得之。一身尽发热,面黄,肚热,热在里,当下之。

【译文】

老师说:"患黄疸病的人,出现发热、烦躁、气喘、胸胁胀满、口咽干燥等症状的,是因为在疾病的起始阶段,误用了艾灸、温针或熏法等火攻强迫出汗,使得热邪同火邪相互搏结形成的。但是黄疸病的发生,大多是因为湿邪。如果病人全身发热,面目发黄,肚中灼热,表示热邪在内,应当用下法治疗。"

脉沉,渴欲饮水,小便不利者,皆发黄。

【译文】

脉象沉,口渴想喝水,小便不通利的,大多会得黄疸病。

腹满，舌痿黄，躁不得睡，属黄家舌痿疑作身痿。

【译文】

病人腹部胀满，面色干黄而不润泽，烦躁难以入睡，这是属于黄疸病的范畴。

黄疸之病，当以十八日为期，治之十日以上瘥，反剧为难治。

【译文】

黄疸这种疾病，应当以十八天作为痊愈的期限，治疗十天以上应当可以痊愈，病情反而加剧的是难治之症。

疸而渴者，其疸难治；疸而不渴者，其疸可治。发于阴部，其人必呕；阳部，其人振寒而发热也。

【译文】

患有黄疸病并且出现口渴现象的，这种黄疸治起来比较难；如果患有黄疸病并且口不渴的，这种黄疸容易被治愈。病邪在脏腑之内，病人一定会呕吐；如果病邪出现在躯干之外，病人就会惧怕寒冷而发热。

谷疸之为病，寒热不食，食即头眩，心胸不安，久久发黄，为谷疸。茵陈蒿汤主之。

【译文】

患有谷疸这种病，就会畏惧寒冷，发热，不想吃东西，吃过东西就会感觉头目眩晕，心胸部位感觉烦闷难耐，时间久了全身皮肤都会发黄，成为谷疸病，可以用茵陈蒿汤治疗。

茵陈蒿汤方

茵陈蒿六两　栀子十四枚　大黄二两

上三味，以水一斗，先煮茵陈，减六升，内二味煮取三升，去滓，分温三服，小便当利，尿如皂角汁状，色正赤，一宿腹减，黄从小便去也。

黄家，日晡所发热，而反恶寒，此为女劳得之。膀胱急，少腹满，身尽黄，额上黑，足下热，因作黑疸。其腹胀如水状，大便必黑，时溏，此女劳之病，非水也。腹满者难治。硝石矾石散主之。

【译文】

患黄疸病的人，一般午后发热，如果反而觉得身上寒冷的，这就是得了女劳疸。如果病人膀胱部位有紧迫感，少腹胀满，全身发黄，额头发黑，脚心发热，这是得了黑疸病。如果腹部胀满好像有水，大便颜色一定会发黑而且经常溏泄，这是女劳病，而不是水气病。腹部胀满的比较难治，可以用硝石矾石散治疗。

硝石矾石散方

硝石　矾石烧，等分

上二味，为散，以大麦粥汁和服方寸匕，日三服。病随大小便去，小便正黄，大便正黑，是候也。

酒黄疸，心中懊侬，或热痛，栀子大黄汤主之。

【译文】

患酒黄疸的病人，自己感觉心中烦闷难平，或感觉心中灼热疼痛，可以用栀子大黄汤治疗。

栀子大黄汤方

栀子十四枚　大黄一两　枳实五枚　豉一升

上四味，以水六升，煮取二升，分温三服。

诸病黄家，但利其小便，假令脉浮，当以汗解之，宜桂枝加黄芪汤主之方见水气病中。

【译文】

对各种黄疸病人来说，治疗时适宜采用通利小便的方法，但如果脉象浮，就应当采用汗法治疗，适宜用桂枝加黄芪汤治疗。

诸黄，猪膏发煎主之。

【译文】

各种黄疸病,可以用猪膏发煎治疗。

猪膏发煎方
猪膏半斤　乱发如鸡子大三枚
上二味,和膏中煎之,发消药成,分再服,病从小便出。

黄疸病,茵陈五苓散主之一本云:茵陈汤及五苓散并主之。

【译文】

有些黄疸病,可以用茵陈五苓散治疗。

茵陈五苓散方
茵陈蒿末十分　五苓散五分,方见痰饮中
上二味和,先食饮方寸匕,日三服。

黄疸,腹满,小便不利而赤,自汗出,此为表和里实,当下之,宜大黄硝石汤。

【译文】

患黄疸病的人,腹部胀满,小便不畅,颜色发红,身上出汗,这是因为表和里之中有实热,应当用下法治疗,适宜用大黄硝石汤。

大黄硝石汤方

大黄　黄蘗　硝石各四两　栀子十五枚

上四味，以水六升，煮取二升，去滓，内硝更煮，取一升，顿服。

黄疸病，小便色不变，欲自利，腹满而喘，不可除热，热除必哕，哕者，小半夏汤主之_{方见痰饮中}。

【译文】

患黄疸病的人，如果小便颜色没有变化，并且畅通，腹部胀满而气喘，这时不可以用寒药去除热邪。否则，即便热邪去除，也必然会出现呃逆现象。出现呃逆的，可以用小半夏汤治疗。

诸黄，腹痛而呕者，宜柴胡汤必小柴胡汤，方见呕吐中。

【译文】

患有各种黄疸病的，凡是病人出现腹部疼痛并且呕吐的，可以用柴胡汤治疗。

男子黄，小便自利，当与虚劳小建中汤方见虚劳中。

【译文】

男子患黄疸病，小便通利，应当使用治疗虚劳病的小建中汤方治疗。

附方

瓜蒂汤　治诸黄方见喝病中。

《千金》麻黄醇酒汤　治黄疸。

麻黄三两

上一味，以美清酒五升，煮取二升半，顿服尽。冬月用酒，春月用水煮之。

惊悸吐衄下血胸满瘀血病脉证治第十六
（脉证十二条　方五首）

此篇主要探讨惊、悸、吐血、衄血、下血、瘀血等病的脉象、症候及治疗。因为这些病大多都同心和血脉相关，所以合为一篇讨论。

寸口脉动而弱，动即为惊，弱则为悸。

【译文】

寸口的脉象动而不定，并且柔弱无力，脉动是惊恐之证，脉弱是心悸之证。

师曰：尺脉浮，目睛晕黄，衄未止，晕黄去，目睛慧了，知衄今止。

【译文】

老师说:"尺部脉象为浮,眼睛看东西模糊不清,说明鼻内还没有停止出血。如果眼睛昏花的病人突然觉得视物清晰了,就可以知道鼻出血已经停止了。"

又曰:从春至夏衄者太阳,从秋至冬衄者阳明。

【译文】

老师又说:"春夏两季鼻出血的,是由太阳表邪导致的;秋冬两季鼻出血的,是由阳明内热导致的。"

衄家不可汗,汗出必额上陷,脉紧急,直视不能眴,不得眠。

【译文】

平时经常流鼻血的病人,不可使用汗法。如果误用汗法,必然会使得病人额头部位突然感到紧绷不舒适,两眼直视,无法自由转动,没法安眠。

病人面无血色,无寒热,脉沉弦者衄;浮弱,手按之绝者,下血;烦咳者,必吐血。

【译文】

　　病人面色苍白，不惧怕寒冷，也没有发热，脉象沉而弦的，是流鼻血。脉象浮而弱，用手重按脉象断绝的，是下血。如果出现心烦、咳嗽的，一定会吐血。

　　夫吐血，咳逆上气，其脉数而有热，不得卧者死。

【译文】

　　患有吐血的病人，若出现咳嗽、气喘，脉象数，发热，不能平躺的，是难治之症。

　　夫酒客咳者，必致吐血，此因极饮过度所致也。

【译文】

　　平常喜欢喝酒的人，出现咳嗽的，一定会导致吐血，这是饮酒过度引起的。

　　寸口脉弦而大，弦则为减，大则为芤，减则为寒，芤则为虚，寒虚相击，此名曰革，妇人则半产漏下，男子则亡血。

【译文】

　　参见本书《血痹虚劳病脉症并治第六》篇。

亡血不可发其表，汗出则寒栗而振。

【译文】

经常失血的病人，不可以解表发汗，否则出汗之后，就会出现怕冷、打寒战的症状。

病人胸满，唇痿，舌青，口燥，但欲漱水，不欲咽，无寒热，脉微大来迟，腹不满，其人言我满，为有瘀血。

【译文】

病人感觉胸部胀满，唇干不润泽，舌质青紫，口中干燥，只想漱口却不想吞咽，不畏惧寒冷也不发热，脉象浮大而迟。从外形看，腹部不胀满，但病人却感觉腹部胀满，这是因为体内有瘀血。

病者如热状，烦满，口干燥而渴，其脉反无热，此为阴伏，是瘀血也，当下之。

【译文】

病人好像发热一样，心中烦闷，口干舌燥而口渴，诊脉时却不见阳脉，这是有热潜伏在阴血中，有瘀血存在，应当采用攻下法治疗。

火邪者，桂枝去芍药加蜀漆牡蛎龙骨救逆汤主之。

【译文】

误用温针和火熏等火攻法发汗，引起变证的，可以用桂枝去芍药加蜀漆牡蛎龙骨救逆汤治疗。

桂枝救逆汤方

桂枝三两，去皮　甘草二两，炙　生姜三两　牡蛎五两，熬　龙骨四两　大枣十二枚　蜀漆三两，洗去腥

上为末，以水一斗二升，先煮蜀漆，减二升，内诸药，煮取三升，去滓，温服一升。

心下悸者，半夏麻黄丸主之。

【译文】

病人感觉心下悸动不安的，可以用半夏麻黄丸治疗。

半夏麻黄丸方

半夏　麻黄等分

上二味，末之，炼蜜和丸小豆大，饮服三丸，日三服。

吐血不止者，柏叶汤主之。

【译文】

出现吐血不止症状的，可以用柏叶汤治疗。

柏叶汤方

柏叶　干姜_{各三两}　艾_{三把}

上三味，以水五升，取马通汁一升合煮，取一升，分温再服。

下血，先便后血，此远血也，黄土汤主之。

【译文】

大便出血，如果先有大便，然后见到血的，这属于远血，可以用黄土汤治疗。

黄土汤方_{亦主吐血、衄血}

甘草　干地黄　白术　附子_炮　阿胶　黄芩_{各三两}　灶中黄土_{半斤}

上七味，以水八升，煮取三升，分温二服。

下血，先血后便，此近血也，赤小豆当归散主之。_{方见狐惑中。}

【译文】

大便出血，先出血后有大便的，这属于近血，可以用赤小豆当归散治疗。

心气不足，吐血、衄血，泻心汤主之。

【译文】

病人心烦不安，吐血，鼻出血，用泻心汤治疗。

泻心汤方 亦治霍乱

大黄二两　黄连　黄芩各一两

上三味，以水三升，煮取一升，顿服之。

呕吐哕下利病脉证治第十七

（论一首　脉证二十七条　方二十三首）

此篇主要讨论呕吐、哕、下利病的脉象、症候及治法。因为三者都属于胃肠消化道类的疾病，故合为一篇论述。

夫呕家有痈脓，不可治呕，脓尽自愈。

【译文】

经常呕吐并且内生痈脓的病人，不能一概用止吐药治疗，脓液吐尽自然会痊愈。

先呕却渴者，此为欲解；先渴却呕者，为水停心下，此属饮家。

【译文】

病人先出现呕吐现象，然后口渴的，这是病情将要缓解的表现。病人先出现口渴症状,然后呕吐的,这是因为心下胃脘部位留有水饮,属于水饮病。

呕家本渴,今反不渴者,以心下有支饮故也,此属支饮。

【译文】

经常呕吐的病人,本来应该口渴,现在反而不渴的,这是因为心下有支饮停留,属于支饮病。

问曰:病人脉数,数为热,当消谷引食,而反吐者何也?师曰:以发其汗,令阳微膈气虚,脉乃数,数为客热,不能消谷,胃中虚冷故也。

【译文】

有人问道:"病人脉呈数象,脉数是因为有热,本应当容易消化,如今反而出现呕吐,这是什么缘故呢?"老师回答说:"这是因为误用汗法来治疗,使得阳气损伤,正气虚弱,因而脉呈数象,此数为假热之象,因而不能消化水谷,病因在于胃阳不足,进而导致胃中虚冷。"

脉弦者虚也,胃气无余,朝食暮吐,变为胃反;寒在于上,医反下之,今脉反弦,故名曰虚。

【译文】

　　病人脉弦的属于内里空虚，胃中阳气所剩不多，因而早晨吃进去的食物，到了晚上就会吐出来，变成胃反病。病人有寒邪在上焦，但医生反而误用了泻下法，从而导致脉反呈弦象，所以被称为虚证。

　　寸口脉微而数，微则无气，无气则荣虚，荣虚则血不足，血不足则胸中冷。

【译文】

　　寸口的脉象微而数，脉微是因为卫气不足，卫气不足就会导致荣气虚亏，荣气虚亏就会使得血不足，血不足就会感觉胸中寒冷。

　　趺阳脉浮而涩，浮则为虚，涩则伤脾，脾伤则不磨，朝食暮吐，暮食朝吐，宿谷不化，名曰胃反。脉紧而涩，其病难治。

【译文】

　　病人趺阳部位的脉象浮而涩，脉浮是因为胃阳虚弱，脉涩是因为脾阳受伤，脾气伤就不能消化水谷。结果早晨吃下的东西，到了傍晚就会吐出来；傍晚吃的东西，到了第二天早上仍然会吐出来。停留在胃脘部位的食物不能消化，这叫胃反病。病人的脉象紧而涩，这种疾病治疗起来较为困难。

病人欲吐者，不可下之。

【译文】

对于恶心想吐的病人，不能采用攻下法治疗。

哕而腹满，视其前后，知何部不利，利之即愈。

【译文】

病人呃逆，腹部胀满，应当注意询问患者的大小便情况，了解到底是大便困难，还是小便不通利。根据情况采用通利的方法治疗，呃逆和腹满很快就会痊愈。

呕而胸满者，茱萸汤主之。

【译文】

病人呕吐而出现胸部胀满症状的，可以用茱萸汤治疗。

茱萸汤方
吴茱萸一升　人参三两　生姜六两　大枣十二枚
上四味，以水五升，煮取三升，温服七合，日三服。

干呕，吐涎沫，头痛者，茱萸汤主之方见上。

【译文】

干呕,口吐涎沫,并且伴有头痛的病人,可以用茱萸汤治疗。

呕而肠鸣,心下痞者,半夏泻心汤主之。

【译文】

对于患有呕吐并且肠鸣,心下胃脘部位痞满的病人,可以用半夏泻心汤治疗。

半夏泻心汤方

半夏_{半斤,洗} 黄芩 干姜 人参_{各三两} 黄连_{一两} 大枣_{十二枚} 甘草_{三两,炙}

上七味,以水一斗,煮取六升,去滓,再煮取三升,温服一升,日三服。

干呕而利者,黄芩加半夏生姜汤主之。

【译文】

对于干呕并且腹泻的病人,可以用黄芩加半夏生姜汤治疗。

黄芩加半夏生姜汤方

黄芩三两　甘草二两,炙　芍药一两　半夏半升　生姜三两　大枣十二个

上六味，以水一斗，煮取三升，去滓，温服一升，日再、夜一服。

诸呕吐，谷不得下者，小半夏汤主之方见痰饮中。

【译文】

大凡各种呕吐，如果见到水谷不能吃下的，可以用小半夏汤治疗。

呕吐而病在膈上，后思水者解，急与之。思水者，猪苓散主之。

【译文】

呕吐，病发部位在胸膈以上，呕吐之后想要喝水的，这是疾病将要痊愈的征兆，应当及时给病人喝水。但如果没有出现呕吐就特别想喝水的，可以用猪苓散治疗。

猪苓散方

猪苓　茯苓　白术各等分

上三味，杵为散，饮服方寸匕，日三服。

呕而脉弱，小便复利，身有微热，见厥者，难治。四逆汤主之。

【译文】

呕吐并且脉象弱，小便又通利，全身微微发热，并且伴有四肢厥冷症状的病人，治疗起来比较困难，可以用四逆汤治疗。

四逆汤方
附子一枚，生用　干姜一两半　甘草二两，炙
上三味，以水三升，煮取一升二合，去滓，分温再服。强人可大附子一枚，干姜三两。

呕而发热者，小柴胡汤主之。

【译文】

病人呕吐，同时伴有发热的，可以用小柴胡汤治疗。

小柴胡汤方
柴胡半斤　黄芩三两　人参三两　甘草三两　半夏半升　生姜三两　大枣十二枚
上七味，以水一斗二升，煮取六升，去滓，再煎取三升，温服一升，日三服。

胃反呕吐者，大半夏汤主之《千金》云：治胃反，不受食，食入即吐。《外台》云：治呕，心下痞硬者。

【译文】

患有胃反病并且呕吐的，可以用大半夏汤治疗。

大半夏汤方
半夏二升，洗完用　人参三两　白蜜一升

上三味，以水一斗二升，和蜜扬之二百四十遍，煮药取二升半，温服一升，余分再服。

食已即吐者，大黄甘草汤主之《外台》方又治吐水。

【译文】

吃下东西马上就吐出的，可以用大黄甘草汤治疗。

大黄甘草汤方
大黄四两　甘草一两

上二味，以水三升，煮取一升，分温再服。

胃反，吐而渴，欲饮水者，茯苓泽泻汤主之。

【译文】

患有胃反病，呕吐又感到口渴想喝水的，可以用茯苓泽泻汤治疗。

茯苓泽泻汤方 《外台》治消渴脉绝，胃反吐食之者，有小麦一升

茯苓半斤　泽泻四两　甘草二两　桂枝二两　白术三两　生姜四两

上六味，以水一斗，煮取三升，内泽泻再煮取二升半，温服八合，日三服。

吐后渴欲得水而贪饮者，文蛤汤主之。兼主微风、脉紧、头痛。

【译文】

病人呕吐后，口渴并且想要一直大量喝水的，可以用文蛤汤治疗。本方可以兼治轻微风寒引起的脉紧及头痛。

文蛤汤方

文蛤五两　麻黄　甘草　生姜各三两　石膏五两　杏仁五十个　大枣十二枚

上七味，以水六升，煮取二升，温服一升，汗出即愈。

干呕吐逆，吐涎沫，半夏干姜散主之。

【译文】

病人干呕，哕，口吐涎沫的，可以用半夏干姜散治疗。

半夏干姜散方

半夏　干姜各等分

上二味，杵为散，取方寸匕，浆水一升半，煎取七合，顿服之。

病人胸中似喘不喘，似呕不呕，似哕不哕，彻心中愦愦然无奈者，生姜半夏汤主之。

【译文】

病人自己感觉胸中难受，好像气喘却又不喘，想要呕吐但又吐不出来，想要呃逆又不连连呃逆，感觉胃脘部位烦闷难受，又无可奈何的，可以用生姜半夏汤治疗。

生姜半夏汤方

半夏半升　生姜汁一升

上二味，以水三升，煮半夏取二升，内生姜汁，煮取一升半，小冷分四服，日三、夜一服，止，停后服。

干呕，哕，若手足厥者，橘皮汤主之。

【译文】

病人干呕，呃逆，如果手脚厥冷的，可以用橘皮汤治疗。

橘皮汤方

橘皮四两　生姜半斤

上二味，以水七升，煮取三升，温服一升，下咽即愈。

哕逆者，橘皮竹茹汤主之。

【译文】

病人出现哕逆的，可以用橘皮竹茹汤治疗。

橘皮竹茹汤方

橘皮二斤　竹茹二升　大枣三十枚　生姜半斤　甘草五两　人参一两

上六味，以水一斗，煮取三升，温服一升，日三服。

夫六府气绝于外者，手足寒，上气脚缩，五藏气绝于内者，利不禁，下甚者，手足不仁。

【译文】

六腑的精气虚衰在外的，表现为手脚寒冷，气逆上冲，脚挛缩等症状；五脏的精气虚衰在内的，表现为腹泻不止，腹泻严重的还会出现手脚麻木不仁的症状。

下利脉沉弦者，下重；脉大者，为未止；脉微弱数者，为欲自止，虽发热不死。

【译文】

　　患有下利，脉象沉弦的，里急后重；病人脉大的，是病情仍在发展的征兆；脉象微弱而数的，是病情将要好转的表现，虽然仍伴有发热的症状，但病情还比较轻微。

　　下利，手足厥冷，无脉者，灸之不温，若脉不还，反微喘者死。少阴负趺阳者，为顺也。

【译文】

　　患有下利，手足逆冷，脉象伏而不见，施用灸法治疗之后，体温仍没有上升，如果脉象没有恢复，反倒出现轻微气喘的，病情危急。少阴脉比趺阳脉弱小的，则是顺证。

　　下利，有微热而渴，脉弱者，今自愈。

【译文】

　　患有下利病的人，如果出现全身微微发热并且伴随口渴，脉象微弱的，将会自行痊愈。

　　下利脉数，有微热汗出，今自愈；设脉紧，为未解。

【译文】

　　患有下利病的人，脉呈数象，身体微微发热并且出汗的，病将会自行痊愈。如果脉呈紧象，这是疾病尚未痊愈的征象。

下利，脉数而渴者，今自愈；设不差，必清脓血，以有热故也。

【译文】

患有下利病的人，脉呈数象，并且感觉口渴的，病会自然痊愈。如果病没有好转，一定便出脓血，这是因为内有邪热。

下利，脉反弦，发热身汗者，自愈。

【译文】

患有下利病的人，脉反呈弦象，身体发热并且出汗的，病将会自然痊愈。

下利气者，当利其小便。

【译文】

患下利病的人，同时频频放屁的，应当通利病人的小便。

下利，寸脉反浮数，尺中自涩者，必清脓血。

【译文】

患下利病的人，寸部脉显现浮数之象，尺部脉涩的，大便一定会出现脓血。

下利清谷，不可攻其表，汗出必胀满。

【译文】

病人腹泻，大便完谷不化的，不能使用发汗的方法治疗表证，如果误诊使病人出汗，一定会导致胃脘腹部胀满。

下利，脉沉而迟，其人面少赤，身有微热，下利清谷者，必郁冒汗出而解，病人必微厥，所以然者，其面戴阳，下虚故也。

【译文】

患下利病的人，脉沉而迟，病人面色潮红，身体微微发热，会出现腹泻、完谷不化的症状，并一定伴有头晕目眩，出汗之后病情会得到稍微缓解，病人身体微微发热。之所以会出现这些症状，是因为肝肾阴虚、阴不敛阳。

下利后脉绝，手足厥冷，晬时脉还，手足温者生，脉不还者死。

【译文】

病人下利之后,感觉不到脉搏跳动,手脚冰凉,一昼夜脉象复还,手脚变得温暖的,比较容易治疗,如果脉象不复还的,则为难治之症。

下利,腹胀满,身体疼痛者,先温其里,乃攻其表。温里宜四逆汤,攻表宜桂枝汤。

【译文】

患下利病,出现腹部胀满、身体疼痛的人,应当首先用温性药物散去体内的寒邪,再治疗体表的寒邪。温里散寒适宜选用四逆汤,去除表寒适宜选用桂枝汤。

四逆汤方_{方见上}

桂枝汤方

桂枝_{三两,去皮} 芍药_{三两} 甘草_{三两,炙} 生姜_{三两} 大枣_{十二枚}

上五味,㕮咀,以水七升,微火煮取三升,去滓,适寒温服一升,服已,须臾啜稀粥一升,以助药力,温复令一时许,遍身漐漐微似有汗者益佳,不可令如水淋漓,若一服汗出病差,停后服。

下利三部脉皆平,按之心下坚者,急下之,宜大承气汤。

【译文】

患有下利病的人,寸关尺三部脉象都比较平和,用手按压心下胃脘部位而感觉坚硬的,应当立刻采用攻下法治疗,适宜选用大承气汤。

下利脉迟而滑者,实也,利未欲止,急下之,宜大承气汤。

【译文】

患下利病的,脉迟而滑的人,属于实证。如果下利仍然没有停止迹象的,应当尽快采用攻下法治疗,适宜选用大承气汤。

下利,脉反滑者,当有所去,下乃愈,宜大承气汤。

【译文】

患有下利病的人,脉象反滑的,应当有所排泄,用攻下法治疗就可以痊愈,适宜选用大承气汤。

下利已差,至其年月日时复发者,以病不尽故也,当下之,宜大承气汤。

【译文】

原本患有的下利病已经痊愈,但次年同一时期又会病发的,是因为病邪尚未根除,应当采用攻下法进行治疗,适宜选用大承气汤。

大承气汤方见痉病中

下利谵语者,有燥屎也,小承气汤主之。

【译文】

患有下利病的人,出现胡言乱语的症状,是因为腹内有燥屎,可以用小承气汤治疗。

小承气汤方

大黄四两　厚朴三两,炙　枳实大者三枚,炙

上三味,以水四升,煮取一升二合,去滓,分温二服,得利则止。

下利便脓血者,桃花汤主之。

【译文】

患有下利病的人,大便带有脓血的,可以用桃花汤治疗。

桃花汤方

赤石脂一斤，一半剉，一半筛末　干姜一两　粳米一升

上三味，以水七升，煮米令熟，去滓，温七合，内赤石脂末方寸匕，日三服，若一服愈，余勿服。

热利下重者，白头翁汤主之。

【译文】

患有湿热痢疾，感觉里急后重的病人，可以用白头翁汤治疗。

白头翁汤方

白头翁二两　黄连　黄柏　秦皮各三两

上四味，以水七升，煮取二升，去滓，温服一升，不愈更服。

下利后，更烦，按之心下濡者，为虚烦也，栀子豉汤主之。

【译文】

病人患下利病之后，更觉得心烦难耐，用手按压心下胃脘部位触感是柔软的，这属于余热未尽的虚烦，可以用栀子豉汤治疗。

栀子豉汤方

栀子十四枚　香豉四合，绵裹

上二味，以水四升，先煮栀子，得二升半，内豉煮取一升半，去滓，分二服，温进一服，得吐则止。

下利清谷，里寒外热，汗出而厥者，通脉四逆汤主之。

【译文】

病人患有虚寒并且腹泻，完谷不化，这是因为体内有真寒，外面有假热。如果出虚汗并且手脚冰冷的，可以用通脉四逆汤治疗。

通脉四逆汤方

附子大者一枚，生用　干姜三两，强人可四两　甘草二两，炙

上三味，以水三升，煮取一升二合，去滓，分温再服。

下利肺痛，紫参汤主之。

【译文】

病人腹泻，并且感觉肺部疼痛的，用紫参汤治疗。

紫参汤方

紫参半斤　甘草三两

上二味，以水五升，先煮紫参取二升，内甘草煮取一

升半，分温三服_{疑非仲景方}。

气利，诃梨勒散主之。

【译文】

患气利的患者，可以用诃梨勒散治疗。

诃梨勒散方
诃梨勒_{十枚，煨}
上一味，为散，粥饮和，顿服_{疑非仲景方}。
附方
《千金翼》小承气汤　治大便不通，哕，数谵语_{方见上}。
《外台》黄芩汤　治干呕下利。
黄芩　人参　干姜_{各二两}　桂枝_{一两}　大枣_{十二枚}　半夏_{半升}
上六味，以水七升，煮取三升，温分三服。

疮痈肠痈浸淫病脉证并治第十八
（论一首　脉证三条　方六首）

此篇主要论述疮痈、肠痈、金疮、浸淫疮四种疾病的脉象、症候及辨证治疗方法。因为这四种病都属于外科病，故合为一篇讨论。

诸浮数脉，应当发热，而反洒淅恶寒，若有痛处，当发其痈。

【译文】

凡是脉象浮数的，应当出现发热症状，但是病人反而出现怕冷现象，如果身体出现局部疼痛，这就是热结成痈肿了。

师曰：诸痈肿欲知有脓、无脓，以手掩肿上热者，为有脓；不热者，为无脓。

【译文】

老师说："辨别各种痈肿是否有脓的办法是：用手按痈肿表面，出现热感的为有脓，没有热感的则为无脓。"

肠痈之为病，其身甲错，腹皮急，按之濡如肿状，腹无积聚，身无热，脉数，此为肠内有痈脓，薏苡附子败酱散主之。

【译文】

患有肠痈病的人，全身肌肤干燥粗糙得如同鳞甲一样，腹部皮肤拘急，用手按下触感柔软，仿佛肿起一样，但腹部没有明显的肿块，全身没有发热症状，脉呈数象，这是因为肠内有痈脓，可以用薏苡附子败酱散治疗。

薏苡附子败酱散方

薏苡仁十分　附子二分　败酱五分

上三味，杵为末，取方寸匕，以水二升，煎减半，顿服，小便当下。

肠痈者，少腹肿痞，按之即痛，如淋，小便自调，时时发热，自汗出，复恶寒。其脉迟紧者，脓未成，可下之，当有血；脉洪数者，脓已成，不可下也，大黄牡丹汤主之。

【译文】

患有肠痈病的人，少腹部肿胀痞硬，用手按压就感觉像得了淋病一样疼痛，小便频数，经常伴随发热症状，自有汗出，又畏惧寒冷。脉象迟而兼紧，这是因为痈脓还没有形成，可以用攻下法治疗，因为内有瘀血；脉象洪数的痈脓已形成，不可以用攻下法，用大黄牡丹汤治疗。

大黄牡丹汤方

大黄四两　牡丹一两　桃仁五十个　瓜子半升　芒硝三合

上五味，以水六升，煮取一升，去滓，内芒硝，再煎沸，顿服之，有脓当下，如无脓，当下血。

问曰：寸口脉浮微而涩，法当亡血，若汗出，设不汗者云何？答曰：若身有疮，被刀斧所伤，亡血故也。

【译文】

有人问道:"寸口部位的脉象浮微而涩,理当出现失血、出汗等症状,如果没有出汗,这种脉象又怎样解释呢?"回答道:"如果病人身上有金疮,是由受到利器伤害,已经失血导致的。"

病金疮,王不留行散主之。

【译文】

身体被刀斧等利器伤害的人,可以用王不留行散治疗。

王不留行散方

王不留行十分,八月八日采　蒴藋细叶十分,七月七日采　桑东南根白皮,十分,三月三日采　甘草十八分　川椒三分,除目及闭口,去汗　黄芩二分　干姜二分　芍药二分　厚朴二分

上九味,桑根皮以上三味烧灰存性,勿令灰过,各别杵筛,合治之为散,服方寸匕,小疮即粉之,大疮但服之,产后亦可服。如风寒,桑东根勿取之,前三物皆阴干百日。

排脓散方

枳实十六枚　芍药六分　桔梗二分

上三味,杵为散,取鸡子黄一枚,以药散与鸡黄相等,揉和令相得,饮和服之,日一服。

排脓汤方

甘草二两　桔梗三两　生姜一两　大枣十枚

上四味，以水三升，煮取一升，温服五合，日再服。

浸淫疮，从口流向四支者，可治；从四支流来入口者，不可治。

【译文】

患上浸淫疮这种病的，从心窝部位开始，逐渐蔓延到四肢的，可以治疗；如果从四肢向心窝部位发展，就不太容易治疗。

浸淫疮，黄连粉主之方未见。

【译文】

患浸淫疮病，可以用黄连粉治疗。

趺蹶手指臂肿转筋阴狐疝蚘虫病脉证治第十九
（论一首　脉证一条　方五首）

此篇主要讨论趺蹶、手指臂肿、转筋、阴狐疝、蛔虫五种疾病的脉象、症候及治法。因为这五种杂病之间并无联系，又无法单独成篇，故统一进行论述。

师曰：病趺蹶，其人但能前，不能却，刺腨入二寸，此太阳经伤也。

【译文】

老师说："患趺蹶病的人，只能向前走不能向后退，这是因为针刺小腿肚腨部的穴位达两寸之深，使得太阳经脉受到损伤。"

病人常以手指臂肿动，此人身体瞤瞤者，藜芦甘草汤主之。

【译文】

病人经常出现手指及上臂部位关节肿胀，身体上的筋肉不断跳动的，可以用藜芦甘草汤治疗。

藜芦甘草汤方 未见

转筋之为病，其人臂脚直，脉上下行，微弦，转筋入腹者，鸡屎白散主之。

【译文】

转筋病的表现：病人上臂或下肢强直活动困难，脉象直而有力、微现弦象，转筋牵引到腹部的，可以用鸡屎白散治疗。

鸡屎白散方

鸡屎白

上一味，为散，取方寸匕，以水六合，和温服。

阴狐疝气者，偏有小大，时时上下，蜘蛛散主之。

【译文】

患阴狐疝气病的人，睾丸一边大，一边小，经常上下出没在小腹之间，可以用蜘蛛散治疗。

蜘蛛散方

蜘蛛十四枚，熬焦　　桂枝半两

上二味，为散，取八分一匕，饮和服，日再服，蜜丸亦可。

问曰：病腹痛有虫，其脉何以别之？师曰：腹中痛，其脉当沉，若弦反洪大，故有蛔虫。

【译文】

有人问道："因为寄生虫导致的腹部疼痛如何根据脉象来和平常的腹痛加以区分？"老师回答说："一般腹痛病发病部位在内，脉象应当沉或见弦，如果脉象反见洪大的，是因为体内有蛔虫。"

蚘虫之为病，令人吐涎，心痛发作有时，毒药不止，甘草粉蜜汤主之。

【译文】

患蛔虫病的症状为口吐清水，胃脘部疼痛，间歇性发作。如果使用药力迅猛的杀虫药也无法止痛的，可以用甘草粉蜜汤治疗。

甘草粉蜜汤方

甘草二两　粉一两重　蜜四两

上三味，以水三升，先煮甘草取二升，去滓，内粉蜜，搅令和，煎如薄粥，温服一升，差即止。

蚘厥者，当吐蚘，今病者静而复时烦，此为藏寒，蚘上入膈，故烦；须臾复止，得食而呕，又烦者，蚘闻食臭出，其人当自吐蚘。

【译文】

患蛔厥病的人，应当口中吐出蛔虫，现在病人安静又偶然出现心烦现象，这是因为内脏虚寒，蛔虫向上窜到膈部，所以病人心中烦躁。一会儿心烦又停止，吃完东西就会呕吐，呕吐之后就会引发心烦的，这是因为蛔虫闻到食物的气味必然向上窜动，所以病人就会自行吐出蛔虫。

蚘厥者,乌梅丸主之。

【译文】

患上蛔厥病的人,可以用乌梅丸治疗。

乌梅丸方

乌梅_{三百个} 细辛_{六两} 干姜_{十两} 黄连_{一斤} 当归_{四两} 附子_{六两,炮} 川椒_{四两,去汗} 桂枝_{六两} 人参 黄蘖_{各六两}

上十味,异捣筛,合治之,以苦酒渍乌梅一宿,去核,蒸之五升米下,饭熟捣成泥,和药令相得,内臼中,与蜜杵二千下,丸如梧子大,先食饮服十丸,日三服,稍加至二十丸。禁生、冷、滑、臭等食。

卷下

妇人妊娠病脉证并治第二十
（证三条　方九首）

此篇主要讨论妇人妊娠期之内的脉象、症候及治疗，包括妊娠的诊断，呕吐、腹痛、下血、小便难、水气病等的治疗和方剂。

师曰：妇人得平脉，阴脉小弱，其人渴，不能食，无寒热，名妊娠，桂枝汤主之方见利中。于法六十日当有此证，设有医治逆者，却一月，加吐下者，则绝之。

【译文】

老师说："为妇人诊脉，发现脉象平和，但尺部脉象稍弱，病人口渴，不能正常进食，没有恶寒发热现象，这是妊娠反应的症状，可以用桂枝汤治疗。上述症状通常在停经后六十天左右出现，如果治疗不得法，后面一个月出现呕吐腹泻的症状，应当立刻停止用药。"

妇人宿有症病，经断未及三月，而得漏下不止，胎动在脐上者，为症痼害。妊娠六月动者，前三月经水利时，胎也。下血者，后断三月衃也。所以血不止者，其症不去故也，当下其症，桂枝茯苓丸主之。

【译文】

妇人平常腹中留有积块，停经不到三个月，又出现子宫漏下连续不停地出血，并且感觉脐上的部位出现悸动，这是腹中积块在作怪。如果停经六个月，病人有胎动的感觉，并且在停经前三个月月经正常，这是胎动。如果停经三个月后，又忽然漏下紫色发暗的瘀血，这是瘀血内停而不是怀孕。漏下紫黑色瘀血不止，是因为症积还没有去除，应当用攻下法去除，可以用桂枝茯苓丸治疗。

桂枝茯苓丸方

桂枝　茯苓　牡丹去心　桃仁去皮尖，熬　芍药各等分

上五味，末之，炼蜜和丸如兔屎大，每日食前服一丸，不知，加至三丸。

妇人怀娠六七月，脉弦发热，其胎愈胀，腹痛恶寒者，少腹如扇，所以然者，子藏开故也，当以附子汤温其藏。方未见。

【译文】

妇人怀孕六七个月时，脉弦发热，胎形过大而腹胀，腹

部疼痛并且怕冷，少腹部位出现寒气，仿佛用扇子扇风一样寒冷。之所以产生这样的症状，是因为子宫闭藏失守，应当用附子汤来温暖孕妇的子宫。

师曰：妇人有漏下者；有半产后因续下血都不绝者；有妊娠下血者，假令妊娠腹中痛，为胞阻，胶艾汤主之。

【译文】

老师说："妇人有出现漏下经血的，有小产后流血不止的，有妊娠期间流血的。如果妊娠期间腹部疼痛，这种情况为胞阻病，可以用胶艾汤治疗。"

芎归胶艾汤方一方加干姜一两。胡洽治治妇人胞动无干姜

芎䓖　阿胶　甘草各二两　艾叶　当归各三两　芍药四两　干地黄四两

上七味，以水五升，清酒三升，合煮取三升，去滓，内胶令消尽，温服一升，日三服，不差更作。

妇人怀娠腹中疠痛，当归芍药散主之。

【译文】

妇人怀孕后，腹中拘急发紧而绞痛，可以用当归芍药散治疗。

当归芍药散方

当归三两　芍药一斤　茯苓四两　白术四两　泽泻半斤　芎劳半斤，一作三两

上六味，杵为散，取方寸匕，酒和，日三服。

妊娠呕吐不止，干姜人参半夏丸主之。

【译文】

妇人怀孕期间呕吐不停的，可以用干姜人参半夏丸治疗。

干姜人参半夏丸方

干姜　人参各一两　半夏二两

上三味，末之，以生姜汁糊为丸如梧子大，饮服十丸，日三服。

妊娠小便难，饮食如故，当归贝母苦参丸主之。

【译文】

妇人怀孕后小便不通利，饮食和平常一样，可以用当归贝母苦参丸治疗。

当归贝母苦参丸方　男子加滑石半两

当归　贝母　苦参各四两

上三味，末之，炼蜜丸如小豆大，饮服三丸，加至十丸。

妊娠有水气，身重，小便不利，洒淅恶寒，起即头眩，葵子茯苓散主之。

【译文】

妇人怀孕期间，体内有水气停滞，感觉身体沉重，小便不畅通，怕冷畏寒，起来就觉得头晕目眩，可以用葵子茯苓散治疗。

葵子茯苓散方
葵子一斤　茯苓三两
上二味，杵为散，饮服方寸匕，日三服，小便利则愈。

妇人妊娠，宜常服当归散主之。

【译文】

妇人怀孕期间，适合服用当归散。

当归散方
当归　黄芩　芍药　芎䓖各一斤　白术半斤
上五味，杵为散，酒饮服方寸匕，日再服。妊娠常服，即易产，胎无苦疾，产后百病悉主之。

妊娠养胎，白术散主之。

【译文】

妇人怀孕期间养护胎儿,可以用白术散。

白术散方见《外台》

白术　芎䓖　蜀椒三分,去汗　牡蛎

上四味,杵为散,酒服一钱匕,日三服,夜一服。但苦痛加芍药;心下毒痛倍加芎䓖;心烦吐痛不能食饮,加细辛一两、半夏大者二十枚,服之后,更以醋浆水服之;若呕,以醋浆水服之,复不解者,小麦汁服之;已后渴者,大麦粥服之。病虽愈,服之勿置。

妇人伤胎怀身,腹满不得小便,从腰以下重,如有水气状,怀身七月,太阴当养不养,此心气实,当刺泻劳宫及关元,小便微利则愈见《玉函》。

【译文】

妇人怀孕期间损伤胎气,表现为腹部胀满,小便不利,腰部以下感觉沉重,如同患了水气病一样。怀孕第七个月时,手太阴肺脉应当充养胎气却没有得到充分养护,这是因为水气阻塞。治疗方法应当用针刺泻劳宫以及关元穴,使得小便通利,病就会见好。

妇人产后病脉证治第二十一
（论一首　证六条　方八首）

此篇讨论妇人产后的痉病、郁冒、大便困难、腹痛、中风、下利及烦乱呕逆等的脉象以及辨证治疗方法。

问曰：新产妇人有三病，一者病痉，二者病郁冒，三者大便难，何谓也？师曰：新产血虚，多汗出，喜中风，故令病痉；亡血复汗，寒多，故令郁冒；亡津液胃燥，故大便难。

【译文】

有人问道："刚刚生过小孩的产妇通常会出现三种病：一是痉病，二是郁冒，三是大便困难，这是什么原因呢？"老师回答说："这是因为刚刚生完小孩后，血虚严重，并且出汗较多，很容易感风邪而患上痉病；产后失血过多，再加上出汗较多，很容易感受寒邪，所以容易郁冒；产后失血，津液亏损，肠胃干燥，所以大便困难。"

产妇郁冒，其脉微弱，呕不能食，大便反坚，但头汗出，所以然者，血虚而厥，厥而必冒，冒家欲解，必大汗出，以血虚下厥，孤阳上出，故头汗出。所以产妇喜汗出者，亡阴血虚，阳气独盛，故当汗出，阴阳乃复。大便坚，呕不能食，小柴胡汤主之_{方见呕吐中}。

【译文】

　　产妇感觉郁闷，脉象微弱无力，呕吐，吃不下东西，大便反而干结坚硬，只有头部出汗。之所以会出现这些症状，是因为产后血虚，气逆上冲。气逆上冲就会昏厥，如果出现满身大汗，就说明昏厥症状将要解除。因为血虚阴亏，阳气亢盛，所以病人下肢寒冷，只有头部出汗。容易出汗，是因为血虚阴亏，孤阳亢盛，所以应当让全身出汗，以使得阴阳调和，恢复平衡。大便干结，呕吐，不能进食的病人，可以用小柴胡汤治疗。

　　病解能食，七八日更发热者，此为胃实，大承气汤主之_{见痉病中}。

【译文】

　　服用小柴胡汤之后，病人的郁闷得以缓解，已经能吃下东西，但过了七八天后又出现发热症状的，这是胃实之证，可以用大承气汤治疗。

　　产后腹中㽲痛，当归生姜羊肉汤主之。并治腹中寒疝，虚劳不足。

【译文】

妇人产后觉得腹中绵绵疼痛,可以用当归生姜羊肉汤治疗。本方还可以治疗腹胀寒疝,虚劳不足。

当归生姜羊肉汤方见寒疝中

产后腹痛,烦满不得卧,枳实芍药散主之。

【译文】

产后腹部疼痛,心胸烦闷阻塞,不能安卧,可以用枳实芍药散治疗。

枳实芍药散方

枳实烧令黑,勿大过　芍药等分

上二味,杵为散,服方寸匕,日三服,并主痈脓,以麦粥下之。

师曰:产妇腹痛,法当以枳实芍药散,假令不愈者,此为腹中有干血着脐下。宜下瘀血汤主之,亦主经水不利。

【译文】

老师说:"产妇腹部疼痛,本应用枳实芍药散治疗。如果服药之后腹部疼痛不见好转,说明病人腹中有瘀血凝结在肚脐以下，适宜用下瘀血汤治疗。本方也可以治疗月经不调。"

下瘀血汤方

大黄三两　桃仁二十枚　䗪虫二十枚，熬，去足

上三味，末之，炼蜜和为四丸，以酒一升，煎一丸，取八合，顿服之，新血下如豚肝。

产后七八日，无太阳证，少腹坚痛，此恶露不尽，不大便，烦躁发热，切脉微实再倍，发热，日晡时烦躁者，不食，食则谵语，至夜即愈，宜大承气汤主之。热在里，结在膀胱也见痉病中。

【译文】

妇人产后七八天，没有出现太阳变证，但少腹部坚硬疼痛，这是恶露尚未排净，导致瘀血留于子宫。如果同时出现不大便，烦躁，发热，脉象微实，病人到了下午申时更加烦躁不安，吃不下东西，吃过东西后又会胡言乱语，等到晚上病情就会好转的，适宜用大承气汤治疗。这是因为胃中有热，结在下焦。

产后风，续之数十日不解，头微痛恶寒，时时有热，心下闷，干呕汗出，虽久，阳旦证续在耳，可与阳旦汤即桂枝汤，方见下利中。

【译文】

妇人产后感受风邪,连续数十天仍然不见好转,出现轻微头痛,畏惧寒冷,时常发热,心下胃脘部位痞硬烦闷,干呕、出汗等症状,虽然持续时间较久,但如果阳旦证仍然存在,仍然可以用桂枝汤来解表散寒。

产后中风,发热,面正赤,喘而头痛,竹叶汤主之。

【译文】

妇人产后感受风邪,发热,面色发红,气喘头痛,可以用竹叶汤治疗。

竹叶汤方

竹叶一把 葛根三两 防风一两 桔梗 桂枝 人参 甘草各一两 附子一枚,炮 大枣十五枚 生姜五两

上十味,以水一斗,煮取二升半,分温三服,温复使汗出。颈项强,用大附子一枚,破之如豆大,煎药扬去沫,呕者,加半夏半升洗。

妇人乳中虚,烦乱,呕逆,安中益气,竹皮大丸主之。

【译文】

妇人在哺乳期间身体虚弱,心烦意乱、呕吐、气逆,应当安中益气,可以用竹皮大丸治疗。

竹皮大丸方

生竹茹二分　石膏二分　桂枝一分　甘草七分　白薇一分

上五味，末之，枣肉和丸弹子大，以饮服一丸，日三、夜二服。有热者，倍白薇；烦喘者，加柏实一分。

产后下利虚极，白头翁加甘草阿胶汤主之。

【译文】

妇人产后下利，身体气血极为虚弱，可以用白头翁加甘草阿胶汤治疗。

白头翁加甘草阿胶汤方

白头翁　甘草　阿胶各二两　黄连　蘗皮　秦皮各三两

上六味，以水七升，煮取二升半，内胶令消尽，分温三服。

附方

《千金》三物黄芩汤　治妇人在草蓐自发露得风。四肢苦烦热，头痛者，与小柴胡汤；头不痛但烦者，此汤主之。

黄芩一两　苦参二两　干地黄四两

上三味，以水六升，煮取二升，温服一升，多吐下虫。

《千金》内补当归建中汤　治妇人产后虚羸不足，腹中刺痛不止，吸吸少气，或苦少腹中急，摩痛引腰背，不能食饮。产后一月，日得服四五剂为善，令人强壮宜。

当归四两　桂枝三两　芍药六两　生姜三两　甘草二两　大枣十二枚

上六味，以水一斗，煮取三升，分温三服，一日令尽。若大虚，加饴糖六两，汤成内之，于火上暖令饴消，若去血过多，崩伤内衄不止，加地黄六两，阿胶二两，合八味，汤成内阿胶，若无当归，以芎䓖代之，若无生姜，以干姜代之。

妇人杂病脉证并治第二十二
（论一首　脉证合十四条　方十四首）

此篇主要讨论妇人杂病的脉象、症候及治疗，包括热入血室、梅核气、脏躁、经水不利、带下、漏下、腹痛、转胞及前阴疾患等十余种疾病。

妇人中风七八日，续来寒热，发作有时，经水适断，此为热入血室。其血必结，故使如疟状，发作有时，小柴胡汤主之方见呕吐中。

【译文】

妇人患太阳中风证超过七八天，又出现恶寒发热，并且发作有一定时间规律，月经也见停止，这种病证称为热入血室。病人内热与血相互搏结，发病时同患疟疾非常相似，寒热发作有一定规律，可以用小柴胡汤治疗。

妇人伤寒发热，经水适来，昼日明了，暮则谵语，如见鬼状者，此为热入血室。治之无犯胃气及上二焦，必自愈。

【译文】

妇人感受寒邪而发热，月经刚好来潮，白天神志清醒，夜晚则会神志不清，胡言乱语，仿佛见到鬼一样，这就是热入血室的症状。治疗的时候不伤害胃气以及上、中二焦，病情就会逐渐好转。

妇人中风，发热恶寒，经水适来，得七八日，热除，脉迟，身凉和，胸胁满，如结胸状，谵语者，此为热入血室也，当刺期门，随其实而取之。

【译文】

妇人感受风邪，发热怕冷，正好赶上月经来潮。等到七八天之后，发热症状逐渐减退，脉现迟象，身体凉爽，胸胁下胀满，仿佛患了结胸一样，病人还会出现胡言乱语的，这种情况被称为热入血室，应当用针刺法刺期门穴，按照病证虚实补或泻。

阳明病，下血谵语者，此为热入血室，但头汗出，当刺期门，随其实而泻之。濈然汗出者愈。

【译文】

妇人患阳明病,又出现下血,并且胡言乱语的,这种情况被称为热入血室。如果只有头部出汗,就应当用针刺期门穴,使用泻法泻去实热。病人全身出汗,病就可以痊愈。

妇人咽中如有炙脔,半夏厚朴汤主之。

【译文】

妇人咽喉部位好像有烤熟的肉块梗塞,可以用半夏厚朴汤治疗。

半夏厚朴汤方《千金》作胸满心下坚,咽中帖帖如有炙肉,吐之不出,吞之不下

半夏一升　厚朴三两　茯苓四两　生姜五两　干苏叶二两

上五味,以水七升,煮取四升,分温四服,日三、夜一服。

妇人藏躁,喜悲伤,欲哭,象如神灵所作,数欠伸,甘麦大枣汤主之。

【译文】

妇人患上脏躁病,容易悲伤,总想哭泣,好像有神灵附体一样,经常打哈欠,伸懒腰,可以用甘麦大枣汤治疗。

甘草小麦大枣汤方

甘草三两　小麦一升　大枣十枚

上三味，以水六升，煮取三升，温分三服，亦补脾气。

妇人吐涎沫，医反下之，心下即痞，当先治其吐涎沫，小青龙汤主之。涎沫止，乃治痞，泻心汤主之。

【译文】

妇人口吐涎沫，医生反而用攻下法治疗，病人不但没有痊愈，而且出现了心下痞满的症状。这时应该先治疗口吐沫的症状，用小青龙汤治疗。等到吐涎沫的症状消失之后，再治疗痞满症状，可以用泻心汤治疗。

小青龙汤方见肺痈中

泻心汤方见惊悸中

妇人之病，因虚积冷结气，为诸经水断绝，至有历年，血寒积结胞门。

寒伤经络，凝坚在上，呕吐涎唾，久成肺痈，形体损分；在中盘结，绕脐寒疝，或两胁疼痛，与藏相连，或结热中，痛在关元，脉数无疮，肌若鱼鳞，时著男子，非止女身；在下未多，经候不匀，令阴掣痛，少腹恶寒；或引腰脊，下根气街，气冲急痛，膝胫疼烦。

奄忽眩冒，状如厥癫，或有忧惨，悲伤多嗔，此皆带下,非有鬼神。久则羸瘦,脉虚多寒。

【译文】

妇科疾病,往往是由虚损、积聚寒冷、气血阻塞引起的,进而导致月经失调甚至闭经,缠绵多年难以痊愈。这是因为血分有寒,凝聚积结在子宫口。寒邪损伤经络,如果凝结在上焦,就会出现口吐涎沫,经久不愈就会形成肺痈,病人形体虚劳消瘦。寒邪凝结在中焦,围绕肚脐发生寒疝病,有的表现为两胁疼痛,并且同子宫相连。如果因为阴衰,热结于中焦,则在关元部位会出现腹痛,脉象虽数但并无疮痛生成,只是皮肤干燥,仿佛鳞甲一样。这种病有时也见于男子,并非只是发生在女性身上。如果寒邪凝结在下焦,白带增多,月经不调,前阴部位抽掣疼痛,少腹部位怕冷。有时疼痛会牵引到腰脊部位,向下连于气街部位,使得气冲部位拘急疼痛,并且两腿膝部以及两小腿疼痛厉害,甚至出现眩晕昏厥,症状发作同癫痫一样,或者出现忧愁不开心,或者悲伤多怒,这些都是妇女疾病引起的,并非鬼神作祟。得病久了病人身体逐渐消瘦,脉象虚弱并且多表现为虚寒。

三十六病,千变万端,审脉阴阳,虚实紧弦,行其针药,治危得安,其虽同病,脉各异源,子当辩记,勿谓不然。

【译文】

妇人所得的各种疾病,千变万化,医生诊治时应当仔细观察脉象的变化,辨别阴阳以及虚实紧弦等主要脉象,然后再用针刺或用药物治疗,救治危难,让病情转危为安。虽然一些疾病出现的症状往往相同,但是脉象各有不同,应当特别注意辨别清楚,不要认为这些话是多余的。

问曰:妇人年五十所,病下利数十日不止,暮即发热,少腹里急,腹满,手掌烦热,唇口干燥,何也?师曰:此病属带下。何以故?曾经半产,瘀血在少腹不去。何以知之?其证唇口干燥,故知之。当以温经汤主之。

【译文】

有人问道:"妇人的年龄到了五十岁左右,阴道下血数十天不停止,每到傍晚就会发热,少腹部拘急疼痛,腹部胀满,双手掌心发热,口干唇燥,这是怎么回事呢?"老师回答说:"这种疾病属于妇科月经不调。"又问:"这是什么原因呢?""因为病人曾经有过小产,瘀血凝结停留在少腹部位还没有完全去除。""怎么知道瘀血还没有去除呢?""从病人外证中的口干唇燥之症状,可以推知而来。应当用温经汤治疗"。

温经汤方

吴茱萸三两　当归　芎䓖　芍药各二两　人参　桂枝　阿

胶　牡丹皮去心　生姜　甘草各二两　半夏半升　麦门冬一升,去心

上十二味,以水一斗,煮取三升,分温三服。亦主妇人少腹寒,久不受胎,兼取崩中去血,或月水来过多,及至期不来。

带下经水不利,少腹满痛,经一月再见者,土瓜根散主之。

【译文】

妇人患上月经不调的病证,少腹部位胀满疼痛,月经一月来潮二次,可以用土瓜根散治疗。

土瓜根散方阴㿗肿亦主之
土瓜根　芍药　桂枝　䗪虫各三分
上四味,杵为散,酒服方寸匕,日三服。

寸口脉弦而大,弦则为减,大则为芤,减则为寒,芤则为虚,寒虚相搏,此名曰革。妇人则半产漏下,旋覆花汤主之。

【译文】

参见本书《血痹虚劳病脉症并治第六》篇。

旋覆花汤方

旋覆花三两　　葱十四茎　　新绛少许

上三味，以水三升，煮取一升，顿服之。

妇人陷经漏下，黑不解，胶姜汤主之。臣亿等校诸本无胶姜汤方，想是妊娠中胶艾汤。

【译文】

妇人阴道出血，血色发黑并且长久不去除的，可以用胶姜汤治疗。

妇人少腹满，如敦状，小便微难而不渴，生后者，此为水与血，俱结在血室也，大黄甘遂汤主之。

【译文】

妇人少腹部位胀满，好像扣着的碗，小便稍有不通利，但口不渴。这种情况如果出现在产后，是因为水与血相互搏结，在子宫中凝聚，可以用大黄甘遂汤治疗。

大黄甘遂汤方

大黄四两　　甘遂二两　　阿胶二两

上三味，以水三升，煮取一升，顿服之，其血当下。

妇人经水不利下，抵当汤主之亦治男子膀胱满急有瘀血者。

【译文】

妇人月经淋漓不畅通的,或者月经量过少的,可以用抵当汤治疗。

抵当汤方

水蛭三十个,熬　虻虫三十枚,熬,去翅足　桃仁二十个,去皮尖　大黄三两,酒浸

上四味,为末,以水五升,煮取三升,去滓,温服一升。

妇人经水闭不利,藏坚癖不止,中有干血,下白物,矾石丸主之。

【译文】

妇人闭经或者经期出现紊乱,这是因为子宫内的积块没有去除,体内有瘀血并且白带量多的,可以用矾石丸治疗。

矾石丸方

矾石三分,烧　杏仁一分

上二味,末之,炼蜜和丸枣核大,内藏中,剧者再内之。

妇人六十二种风,及腹中血气刺痛,红蓝花酒主之。

【译文】

妇人各种感受风邪的寒证,如果伴随着腹内刺痛,属于风与血气相互搏结,可以用红蓝花酒治疗。

红蓝花酒方_{疑非仲景方}

红蓝花_{一两}

上一味,以酒一大升,煎减半,顿服一半,未止再服。

妇人腹中诸疾痛,当归芍药散主之。

【译文】

妇人患上各种腹痛的病证,可以用当归芍药散治疗。

当归芍药散方_{见前妊娠中}

妇人腹中痛,小建中汤主之。

【译文】

妇人腹部疼痛,可以用小建中汤治疗。

小建中汤方_{见前虚劳中}

问曰:妇人病,饮食如故,烦热不得卧,而反倚息者,何也？师曰：此名转胞，不得溺也。以胞系了戾，故致此病，但利小便则愈，宜肾气丸主之。

【译文】

有人问道："妇人患病，饮食和平常一样，心中烦热，不能平躺，反而倚床才能顺畅呼吸，这是什么缘故呢？"老师回答说："这种病叫作转胞病，症状是病人小便不通，因为输尿管扭转缠绕，所以导致了这种病，只要采用通利小便的方法，病就能痊愈，最好用肾气丸治疗。"

肾气丸方

干地黄八两　薯蓣四两　山茱萸四两　泽泻三两　茯苓三两　牡丹皮三两　桂枝　附子炮,各一两

上八味，末之，炼蜜和丸梧子大，酒下十五丸，加至二十五丸，日再服。

蛇床子散方　温阴中坐药。

【译文】

蛇床子散方，是治疗女人前阴寒湿的阴道栓剂。

蛇床子仁

上一味，末之，以白粉少许，和合相得，如枣大，绵裹内之，自然温。

少阴脉滑而数者,阴中即生疮,阴中蚀疮烂者,狼牙汤洗之。

【译文】

尺部脉滑而兼数的,前阴部位就会生疮,如果妇女前阴部位腐蚀糜烂的,可以用狼牙汤外洗。

狼牙汤方

狼牙_{三两}

上一味,以水四升,煮取半升,以绵缠筯如茧,浸汤沥阴中,日四遍。

胃气下泄,阴吹而正喧,此谷气之实也,膏发煎导之。

【译文】

胃气向下泄,使得妇女的前阴部位连续出现响声,这是因为谷气壅实不化,可以用膏发煎来润肠通便。

膏发煎方_{见黄疸中}

小儿疳虫蚀齿方_{疑非仲景方}

雄黄　葶苈

上二味,末之,取腊日猪脂,熔,以槐枝绵裹头四五枚,点药烙之。

杂疗方第二十三
（论一首　证一条　方二十二首）

本篇主要讲的是急证杂病的治疗方法。其中针对的病证不仅包括五脏虚热、伤寒愈合调治等，还有对卒死、自缢死、溺死等急证的治疗，值得学习和研究。

退五藏虚热，四时加减柴胡饮子方
冬三月加：柴胡八分　白术八分　大腹槟榔四枚,并皮子用　陈皮五分　生姜五分　桔梗七分

春三月加：枳实　减：白术　共六味

夏三月加：生姜三分　枳实五分　甘草三分　共八味

秋三月加：陈皮三分　共六味

上各㕮咀，分为三贴，一贴以水三升，煮取二升，分温三服，如人行四五里进一服。如四体壅，添甘草少许，每贴分作三小贴，每小贴以水一升，煮取七合，温服，再合滓为一服，重煮都成四服疑非仲景方。

长服诃梨勒丸方疑非仲景方
诃梨勒　陈皮　厚朴各三两

上三味，末之，炼蜜丸如梧子大，酒饮服二十丸，加至三十丸。

三物备急丸方见《千金》司空裴秀为散用亦可。先和成汁，乃倾口中，令从齿间得入，至良验

大黄一两　干姜一两　巴豆一两，去皮心，熬，外研如脂

上药各须精新，先捣大黄、干姜为末，研巴豆内中，合治一千杵，用为散，蜜和丸亦佳，密器中贮之，莫令歇。主心腹诸卒暴百病。若中恶客忤，心腹胀满，卒痛如锥刺，气急口噤，停尸卒死者，以暖水若酒服大豆许三四丸，或不下，捧头起，灌令下咽，须臾当差，如未差，更与三丸，当腹中鸣，即吐下便差。若口噤，亦须折齿灌之。

治伤寒令愈不复，紫石寒食散方见《千金翼》

紫石英　白石英　赤石脂　钟乳碓炼　栝楼根　防风　桔梗文蛤　鬼臼各十分　太一余粮十分，烧　干姜　附子炮，去皮　桂枝去皮，各四分

上十三味，杵为散，酒服方寸匕。

救卒死方

薤捣汁，灌鼻中。

又方

雄鸡冠割取血，管吹内鼻中。

猪脂如鸡子大，苦酒一升煮沸灌喉中。

鸡肝及血涂面上，以灰围四旁，立起。

大豆二七粒，以鸡子白并酒和，尽以吞之。

救卒死而壮热者方
矾石半斤，以水一斗半煮消，以渍脚令没踝。

救卒死而目闭者方
骑牛临面，捣薤汁灌耳中，吹皂荚末鼻中，立效。

救卒死而张口反折者方
灸手足两爪后十四壮了，饮以五毒诸膏散。有巴豆者。

救卒死而四肢不收失便者方
马屎一升，水三斗，煮取二斗以洗之；又取牛洞稀粪也一升，温酒灌口中，灸心下一寸、脐上三寸、脐下四寸各一百壮，差。

救小儿卒死而吐利不知是何病方
狗屎一丸，绞取汁以灌之。无湿者，水煮干者取汁。

尸蹶脉动而无气，气闭不通，故静而死也，治方脉证见上卷。
菖蒲屑，内鼻两孔中吹之，令人以桂屑着舌下。
又方
剔取左角发方寸烧末，酒和，灌令入喉，立起。

救卒死客忤死还魂汤主之方《千金方》云：主卒忤鬼击飞尸，诸

奄忽气绝，无复觉，或已无脉，口禁㧕不开，去齿下汤。汤下口不下者，分病人发左右，捉搚肩引之。药下复增取一升，须臾立苏

麻黄三两，去节，一方四两　　杏仁去皮尖，七十个　　甘草一两，炙，《千金》用桂心二两

上三味，以水八升，煮取三升，去滓，分令咽之。通治诸感忤。

又方

韭根一把　　乌梅二七个　　吴茱萸半升，炒

上三味，以水一斗煮之，以病人栉内中，三沸，栉浮者生，沉者死。煮取三升，去滓，分饮之。

救自缢死，旦至暮虽已冷，必可治；暮至旦，小难也，恐此当言忿气盛故也。然夏时夜短于昼，又热犹应可治。又云：心下若微温者，一日以上，犹可治之方。

徐徐抱解，不得截绳，上下安被卧之。一人以脚踏其两肩，手少挽其发常弦弦勿纵之；一人以手按据胸上，数动之；一人摩捋臂胫屈伸之，若已僵，但渐渐强屈之，并按其腹。如此一炊顷，气从口出，呼吸眼开，而犹引按莫置，亦勿若劳之，须臾，可少桂汤及粥清含与之，令濡喉，渐渐能咽，及稍止。若向令两人以管吹其两耳，罙好。此法最善，无不活也。

凡中暍死，不可使得冷，得冷便死，疗之方

屈草带，绕暍人脐，使三两人溺其中，令温。亦可用

热泥和屈草，亦可扣瓦椀底按及车缸以着喝人，取令溺，须得流去，此谓道路穷，卒无汤，当令溺其中，欲使多人溺，取令温若汤，便可与之，不可泥及车缸，恐此物冷，喝既在夏月，得热泥土、暖车缸，亦可用也。

救溺死方
取灶中灰两石余，以埋人，从头至足，水出七孔，即活。

上疗自缢溺喝之法，并出自张仲景为之，其意殊绝，殆非常情所及，本草所能关，实救人之大术矣。伤寒家数有喝病，非此遇热之喝见《外台》《肘后》目。

治马坠及一切筋骨损方见《肘后》方
大黄一两，切浸，汤成下　绯帛如手大，烧灰　乱发如鸡子大，烧灰用　久用炊单布一尺，烧灰　败蒲一握三寸　桃仁四十九个，去皮尖，熬　甘草如中指节，炙剉

上七味，以童子小便量多少煎汤成，内酒一大盏，次下大黄，去滓，分温三服。先剉败蒲席半领，煎汤浴，衣被盖复，斯须通利数行，痛楚立差。利及浴水赤，勿怪，即瘀血也。

禽兽鱼虫禁忌并治第二十四
（论二首　合九十　方二十一首）

凡饮食滋味，以养于生，食之有妨，反能为害，自非服药炼液，焉能不饮食乎？切见时人，不闲调摄，疾疢竞起，若不因食而生，苟全其生，须知切忌者矣。所食之味，有与病相宜，有与身为害，若得宜则益体，害则成疾，以此致危，例皆难疗。凡煮药饮汁，以解毒者，虽云救急，不可热饮，诸毒病得热更甚，宜冷饮之。

肝病禁辛，心病禁咸，脾病禁酸，肺病禁苦，肾病禁甘；春不食肝，夏不食心，秋不食肺，冬不食肾，四季不食脾。辩曰：春不食肝者，为肝气王，脾气败，若食肝，则又补肝，脾气败尤甚，不可救。又肝王之时，不可以死气入肝，恐伤魂也。若非王时即虚，以肝补之佳，余藏准此。

凡肝脏自不可轻噉，自死者弥甚。

凡心皆为神识所舍，勿食之，使人来生复其报对矣。

凡肉及肝，落地不着尘土者，不可食之。

猪肉落水浮者，不可食。

诸肉及鱼，若狗不食，鸟不啄者，不可食。

诸肉不干，火炙不动，见水自动者，不可食之。

肉中有如朱点者，不可食之。

六畜肉热血不断者，不可食之。

父母及身本命肉，食之令人神魂不安。

食肥肉及热羹，不得饮冷水。

诸五藏及鱼，投地尘土不污者，不可食之。

秽饭、馁肉、臭鱼，食之皆伤人。

自死肉，口闭者，不可食之。

六畜自死，皆疫死，则有毒，不可食之。

兽自死，北首及伏地者，食之杀人。

食生肉，饱饮乳，变成白虫—作血蛊。

疫死牛肉，食之令病洞下，亦致坚积，宜利药下之。

脯脏米瓮中，有毒，及经夏食之，发肾病。

治自死六畜肉中毒方

黄蘗屑，捣服方寸匕。

治食郁肉漏脯中毒方 郁肉，密器盖之隔宿者是也。漏脯，茅屋漏下沾着者是也

烧犬屎，酒服方寸匕，每服人乳汁亦良。饮生韭汁三升，亦得。

治黍米中藏干脯食之中毒方

大豆，浓煮汁饮数升即解。亦治狸肉漏脯等毒。

治食生肉中毒方

掘地深三尺，取其下土三升，以水五升煮数沸，澄清汁，饮一升，即愈。

治六畜鸟兽肝中毒方

水浸豆豉，绞取汁，服数升愈。

马脚无夜眼者，不可食之。

食酸马肉，不饮酒，则杀人。

马肉不可热食，伤人心。

马鞍下肉，食之杀人。

白马黑头者，不可食之。

白马青蹄者，不可食之。

马肉、独肉共食，饱醉卧，大忌。

驴、马肉合猪肉食之，成霍乱。

马肝及毛，不可妄食，中毒害人。

治马肝毒中人未死方

雄鼠屎二七粒，末之，水和服，日再服屎尖者是。

又方

人垢，取方寸匕，服之佳。

治食马肉中毒欲死方

香豉二两　杏仁三两

上二味，蒸一食顷熟，杵之服，日再服。
又方
煮芦根汁饮之良。

疫死牛，或目赤，或黄，食之大忌。
牛肉共猪肉食之，必作寸白虫。
青牛肠，不可合犬肉食之。
牛肺从三月至五月，其中有虫如马尾，割去勿食，食则损人。
牛、羊、猪肉，皆不得以楮木、桑木蒸炙，食之令人腹内生虫。
噉蛇牛肉杀人。何以知之？噉蛇者，毛发向后顺者是也。

治噉蛇牛肉食之欲死方
饮人乳汁一升，立愈。
又方
以泔洗头，饮一升愈。
牛肚细切，以水一斗，煮取一升，暖饮之，大汗出者愈。

治食牛肉中毒方
甘草煮汁饮之，即解。

羊肉其有宿热者，不可食之。

羊肉不可共生鱼、酪食之，害人。

羊蹄甲中有珠子白者，名羊悬筋，食之令人癫。

白羊黑头，食其脑，作肠痈。

羊肝共生椒食之，破人五藏。

猪肉共羊肝和食之，令人心闷。

猪肉以生胡荽同食，烂人脐。

猪脂不可合梅子食之。

猪肉和葵食之，少气。

鹿人不可和蒲白作羹，食之发恶疮。

麋脂及梅李子，若妊妇食之，令子青盲，男子伤精。

獐肉不可合虾及生菜、梅、李果食之，皆病人。

痼疾人不可食熊肉，令终身不愈。

白犬自死，不出舌者，食之害人。

食狗鼠余，令人发瘘疮。

治食犬肉不消，心下坚，或腹胀，口干大渴，心急发热，妄语如狂，或洞下方

杏仁一升，合皮熟研用

以沸汤三升，和取汁，分三服，利下肉片，大验。

妇人妊娠，不可食兔肉、山羊肉，及鳖、鸡、鸭，令子无声音。

兔肉不可合白鸡肉食之，令人面发黄。

兔肉着干姜食之，成霍乱。

凡鸟自死，口不闭，翅不合者，不可食之。

诸禽肉，肝青者，食之杀人。

鸡有六翮四距者，不可食之。

乌鸡白首者，不可食之。

鸡不可共葫蒜食之，滞气一云：鸡子。

山鸡不可合鸟兽肉食之。

雉肉久食之，令人瘦。

鸭卵不可合鳖肉食之。

妇人妊娠，食雀肉，令子淫乱无耻。

雀肉不可合李子食之。

燕肉勿食，入水为蛟龙所啖。

鸟兽有中毒箭死者，其肉有毒，解之方

大豆，煮汁及盐汁服之解。

鱼头正白如连珠至脊上，食之杀人。

鱼头中无腮者，不可食之，杀人。

鱼无肠胆者，不可食之，三年阴不起，女子绝生。

鱼头似有角者，不可食之。

鱼目合者，不可食之。

六甲日，勿食鳞甲之物。

鱼不可合鸡肉食之。

鱼不得合鸬鹚肉食之。

鲤鱼鲊，不可合小豆藿食之；其子不可合猪肝食之，害人。

鲤鱼不可合犬肉食之。

鲫鱼不可合猴雉肉食之一云不可合猪肝食。

鳀鱼合鹿肉生食，令人筋甲缩。

青鱼鲊，不可合生葫荽及生葵并麦中食之。

鳝鳝不可合白犬血食之。

龟肉不可合酒果子食之。

鳖目凹陷者，及厌下有王字形者，不可食之。其肉不得合鸡、鸭子食之。

龟、鳖肉不可合苋菜食之。

虾无须，及腹下通黑，煮之反白者，不可食之。

食脍，饮乳酪，令人腹中生虫为瘕。

鲙食之，在心胸间不化，吐复不出，速下除之，久成症病，治之方

橘皮一两　大黄一两　朴硝二两

上三味，以水一大升，煮至小升，顿服即消。

食鲙多不消，结为症病，治之方

马鞭草

上一味，捣汁饮之。或以姜叶汁饮之一升，亦消。又可服吐药吐之。

食鱼后食毒,两种烦乱,治之方
橘皮
浓煎汁服之,即解。

食鯸鮧鱼中毒方
芦根
煮汁服之,即解。

蟹目相向,足斑目赤者,不可食之。

食蟹中毒治之方
紫苏
煮汁饮之三升。紫苏子捣汁饮之,亦良。
又方
冬瓜汁饮二升,食冬瓜亦可。

凡蟹未遇霜,多毒,其熟者乃可食之。
蜘蛛落食中,有毒,勿食之。
凡蜂、蝇、虫、蚁等多集食上,食之致瘘。

果实菜谷禁忌并治第二十五

果子生食生疮。
果子落地经宿,虫蚁食之者,人大忌食之。

生米停留多日有损处，食之伤人。

桃子多食，令人热，仍不得入水浴，令人病淋沥寒热病。

杏酪不熟伤人。

梅多食坏人齿。

李不可多食，令人胪胀。

林檎不可多食，令人百脉弱。

橘柚多食，令人口爽，不知五味。

梨不可多食，令人寒中，金疮、产妇，亦不宜食。

樱桃、杏，多食伤筋骨。

安石榴不可多食，损人肺。

胡桃不可多食，令人动痰饮。

生枣多食，令人热渴气胀，寒热羸瘦者，弥不可食，伤人。

食诸果中毒治之方

猪骨 烧过

上一味，末之，水服方寸匕。亦治马肝、漏脯等毒。

木耳赤色及仰生者，勿食。

菌仰卷及赤色者，不可食。

食诸菌中毒，闷乱欲死，治之方

人粪汁饮一升，土浆饮一升，大豆浓汁煮饮之；服诸吐利药，并解。

食枫柱菌而哭不止，治之以前方。

误食野芋，烦毒欲死，治之以前方其野芋根，山东人名魁芋，人种芋三年不收，亦成野芋，并杀人。

蜀椒闭口者有毒，误食之，戟人咽喉，气病欲绝，或吐下白沫，身体痹冷，急治之方

肉桂煎汁饮之，多饮冷水一二升，或食蒜，或饮地浆，或浓煮豉汁饮之，并解。

正月勿食生葱，令人面生游风。

二月勿食蓼，伤人肾。

三月勿食小蒜，伤人志性。

四月、八月勿食胡荽，伤人神。

五月勿食韭，令人乏气力。

五月五日勿食一切生菜，发百病。

六月、七月勿食茱萸，伤神气。

八月、九月勿食姜，伤人神。

十月勿食椒，损人心，伤心脉。

十一月、十二月勿食薤，令人多涕唾。

四季勿食生葵，令人饮食不化，发百病，非但食中，药中皆不可用，深宜慎之。

时病差未健，食生菜，手足必肿。

夜食生菜，不利人。

十月勿食被霜生菜，令人面无光，目涩心痛，腰疼，

或发心疟，疟发时，手足十指爪皆青，困委。

葱、韭初生芽者，食之伤人心气。

饮白酒食生韭，令人病增。

生葱不可共蜜食之，杀人。独颗蒜，弥忌。

枣合生葱食之，令人病。

生葱和雄鸡、雉、白犬肉食之，令人七窍经年流血。

食糖、蜜后四日内食生葱、韭，令人心痛。

夜食诸姜、蒜、葱等，伤人心。

芜菁根，多食令人气胀。

薤不可共牛肉作羹，食之成瘕病，韭亦然。

莼多病，动痔疾。

野苣不可同蜜食之，作内痔。

白苣不可共酪同食，作䗪虫。

黄瓜食之，发热病。

葵心不可食，伤人；叶尤冷，黄背赤茎者，勿食之。

胡荽久食之，令人多忘。

病人不可食胡荽及黄花菜。

芋不可多食，动病。

妊妇食姜，令子余指。

蓼多食，发心痛。

蓼和生鱼食之，令人夺气，阴咳疼痛。

芥菜不可共兔肉食之，成恶邪病。

小蒜多食，伤人心力。

食躁或躁方
豉
浓煮汁饮之。

钩吻与芹菜相似，误食之杀人，解之方《肘后》云：与茱萸食芹相似
荠苨八两
上一味，水六升，煮取二升，分温二服钩吻生地傍无他草，其茎有毛，以此别之。

菜中有水莨菪，叶圆而光，有毒，误食之，令人狂乱，状如中风，或吐血，治之方
甘草
煮汁服之，即解。

春秋二时，龙带精入芹菜中，人偶食之为病。发时手背腹满，痛不可忍，各蛟龙病治之方
硬糖二三升
上一味，日两度服之，吐出如蜥蜴三五枚，差。

食苦瓠中毒治之方
黎穰
煮汁，数服之，解。

扁豆，寒热者不可食之。

久食小豆，令人枯燥。

食大豆屑，忌噉猪肉。

大麦久食，令人作癣。

白黍米不可同饴蜜食，亦不可合葵食之。

荞麦面多食之，令人发落。

盐多食，伤人肺。

食冷物，冰人齿。

食热物，勿饮冷水。

饮酒，食生苍耳，令人心痛。

夏月大醉汗流，不得冷水洗着身，及使扇，即成病。

饮酒大忌灸腹背，令人肠结。

醉后勿饱食，发寒热。

饮酒食猪肉，卧秫稻穰中，则发黄。

食饴，多饮酒大忌。

凡水及酒，照见人影动者，不可饮之。

醋合酪食之，令人血瘕。

食白米粥，勿食生苍耳，成走疰。

食甜粥已，食盐即吐。

犀角筋搅饮食，沫出，及浇地坟起者，食之杀人。

饮食中毒，烦满，治之方

苦参三两　苦酒一升半

上二味，煮三沸，三上、三下服之，吐食出即差。或以水煮亦得。

又方

犀角汤亦佳。

贪食，食多不消，心腹坚满痛，治之方

盐一升　水三升

上二味，煮令盐消，分三服，当吐出食，便差。

矾石生入腹，破人心肝，亦禁水。

商陆以水服，杀人。

葶苈子傅头疮，药成入脑，杀人。

水银入人耳，及六畜等，皆死，以金银着耳边，水银则吐。

苦练无子者，杀人。

凡诸毒，多是假毒以投，无知时宜煮甘草荠苊汁饮之。通除诸毒药。